JN427263

활동분석과 프로세스 맵핑을 통한

일상생활 평가 가이드북 (MBI/SCIM/IADL)

송영진 · 최민경 · 김종성 · 김홍규

계축문화사

서 문

우리나라의 재활치료는 급성기 병원을 중심으로 주로 질병의 회복과 이에 따른 신체기능 회복을 대상으로 시행되고 있는 경향이 많으며, 그 결과 손상 이후 재활치료를 받았다고 해도 퇴원과 지역사회로의 복귀 프로그램은 매우 열악한 상태에 놓여있습니다. 이에 따라 재활치료를 받은 환자들이 자신의 삶으로의 복귀를 목표로 하지 못한 채 여러 병원을 전전하는 '재활난민'이라고 하는 사회적 현상이 나타나고, 기능회복보다는 기능유지에 주력하는 재활치료 급증으로 막대한 의료자원의 재원이 투입되는 결과를 보이고 있습니다.

이에 보건복지부에서는 2017년 11월 장애인 건강권 및 의료 접근성 보장에 관한 법률을 근거로 하여 기능 회복시기에 적절한 재활치료를 통해 장애를 최소화하고 조기에 사회복귀 할 수 있는 회복기 재활의료기관모델을 지정, 운영하는 시범사업을 추진하고 있습니다. 이는 회복기 재활 인프라를 확충하여 장기적으로 급성기에서 회복기, 유지기로 이어지는 재활 의료전달체계의 기반을 마련하고 향후 커뮤니티 케어로의 연계를 통해 사회복귀 활동과 참여를 촉진하는 재활치료 개념의 전환을 강조하고 있습니다.

따라서 기능개선, 자택복귀, 퇴원 후 지역사회 서비스 연계 등은 일정한 기간동안 제공된 중재 후 평가 결과에 근거하여 결정되어야 하며, 이에 따라 표준화된 평가도구의 선정과 신뢰성 있는 검사가 매우 중요한 시점입니다. 국내 건강보험 요양급여에서 일상생활동작검사 항목은 기본적 일상생활(Basic ADL) 능력과 도구적 일상생활(Instrumental ADL) 능력, 치매일상생활력척도(Dementia ADL)를 수가로 고시하고 있습니다. 이에 본 책자에서는 수가체계에 따라 다빈도로 사용되고 있는 K-MBI, SCIM-Ⅲ, K-IADL, S-IADL의 정확한 사용을 돕기 위해 활동분석과 프로세스 맵핑을 통해 점수화 하도록 하여 각각의 평가도구의 기준과 절차를 쉽게 이해하고 평가할 수 있는데 도움을 받을 수 있을 것으로 생각합니다.

그동안 본 책자가 출판될 수 있기까지 저술에 참여해 주신 모든 저자 분들께 감사드리고 아무쪼록 이 책을 통해 재활 기반의 평가들이 임상적으로 의미있게 적용되기를 바랍니다.

2019. 3 대표저자 송영진

목차

평가도구 가이드

평가도구 매뉴얼

1. 일상생활 활동 평가의 의의와 목적

작업치료사의 중재에 있어 가장 중요한 목표는 신체 손상으로 인해 자신의 삶을 영위하지 못하는 클라이언트가 일상생활에서 최대로 기능적 독립성을 획득하고 삶에 참여할 수 있도록 돕는 것이다. 따라서 클라이언트의 일상생활 활동에 대한 전반적 독립수준을 평가하여 수행에 제한을 가져오는 문제점을 확인하고, 중재 계획을 설정하며 향후 퇴원 계획을 준비할 수 있도록 도와주는 것이 중요하다.

독립수준의 평가를 위해서는 질환의 특성을 고려한 일상생활 활동 평가도구의 선택이 매우 중요하다. 예를 들어 뇌졸중 환자의 경우 손상 초기부터 신체기능이 저하되고, 손상된 뇌 영역에 따라 인지기능의 저하가 동반되어 기본적인 일상생활 수행에 어려움을 줄 수 있다. 퇴행성 치매의 경우 신체적 기능은 말기까지 유지되는 반면 인지적 수행은 초기 단계부터 감퇴되며 도구적 일상생활 활동(instrumental ADL)에 어려움을 보일 수 있다. 척수손상 환자의 경우에는 인지장애가 없는 반면 손상레벨에 따라 기능상의 차이가 매우 크다. 상위 경추 손상의 경우 전신의 약증 뿐 아니라 호흡기능과 욕창이 중재의 주요 영역이 되겠지만, 하위 흉추 손상의 경우는 독립적인 이동(휠체어 또는 보행)과 방광 관리가 중재의 초점이 될 수 있다.

따라서 환자의 특성에 따른 적절한 평가도구 선택을 통해 클라이언트의 신체적 · 정신적 · 환경적 방해요인을 파악하여 작업치료 중재를 적용하는 것이 성공적인 재활의 관건이 될 수 있으며, 가정과 사회활동에서 요구되는 자신의 역할 획득은 물론, 더 나은 삶을 영위할 수 있도록 만드는 데 기여하게 될 것이다.

2. 평가 방법

일반적으로 일상생활 평가는 면담과 자가 평가 및 수행능력 평가로 구성된다. 각 평가도구의 표준화된 방식에 따라 1가지 또는 여러가지 평가방법이 적용될 수 있다.

1) 면담

① 초기 면담은 클라이언트와의 신뢰감을 형성하는 시기이다.
② 가급적 조용하고 프라이버시가 보장되는 공간에서 진행한다.
③ 질문에 대한 정답이 유도될 수 있는 단서는 가급적 주지 않도록 주의한다.
④ 사전에 인터뷰에 필요한 목록을 만들고 효율적으로 면담 내용을 기록할 수 있도록 준비한다.

2) 수행 평가

① 클라이언트의 일상생활 활동의 수행기능을 직접 관찰하여 장 · 단점을 알아보는 방식이다.
② 수행분석을 통해 클라이언트가 과제를 달성하는 데 사용하려고 했거나 사용했던 방식을 관찰하고 수행 문제의 원인을 파악한다.
③ 매뉴얼상의 기본 지침과 평가도구의 정확한 수행방법을 숙지하고 수행한다.

3) 자가 평가

① 클라이언트 스스로 설문지를 통해 일상생활 활동의 기능적 독립 상태를 평가하는 방식이다.
② 스스로 자신이 가진 활동수행상의 문제를 인식하게 함으로써 일상생활 활동에 대한 우선순위와 동기(motivation)를 유도한다.
③ 인지기능의 평가가 선행되어지고 적절성에 따라 시행할 수 있다.

평가 과정 중 사생활과 관련된 항목에서는 수치심을 느끼지 않도록 특별히 배려하고 클라이언트가 가진 가치관과 습관 등도 고려해야 한다.

1. 일상생활의 영역

일상생활의 영역은 개인마다 차이가 있을수 있지만 삶의 활동들이 일어나는 영역을 말한다. 미국 작업치료 협회에서는 작업치료 수행의 틀(Occupational Therapy Practice Framework : OTPF)에서 일상생활이 일어나는 영역을 작업(Occupations)이라 하고 개인, 집단, 인구 참여적인 다양한 활동으로 기본적 일상생활 활동, 도구적 일상생활 활동, 휴식과 수면, 교육, 일, 놀이, 여가, 사회적 참여로 그 영역을 정의하였다.

ICF의 기능 · 장애 · 건강분류 체계에서는 일상생활이 일어나는 영역을 '활동과 참여(Activities & participations)' 라하고 이동, 자기관리, 가정생활, 대인관계, 주요 생활영역, 지역사회생활로 그 영역을 분류하였다.

인간이 자신의 역할 수행을 감당하기 위해서는 일상생활의 다양한 영역에서 매일의 과제를 성취하는데 필요한 능력과 기술을 가지고 있어야 가능하며, 일상생활 영역에서 자기 유지의 역할, 자기발전의 역할, 자기향상의 역할 수행을 통해 삶의 질이 향상된다.

	작업수행의 틀(OTPF)	국제 기능 · 장애 · 건강분류체계(ICF)
일상생활영역	작업 (Occupations)	활동과 참여 (Activities & participations)
	기본적 일상생활 활동(BADL)	이동(Mobility)
	도구적 일상생활 활동(IADL)	자기관리
	휴식과 수면	가정생활
	교육/일	대인관계
	놀이	주요생활영역
	여가	지역사회생활
	사회적 참여활동	

2. Basic -ADL과 Instrumental - ADL

1) 기본적인 일상생활 활동(Basic-ADL)

기본적인 일상생활 활동은 자기관리와 같은 의미이다. 먹기, 몸치장하기, 옷입기, 목욕하기, 화장실 이용, 대소변관리, 개인용품 정리, 성적활동, 기능적 이동, 휴식과 수면, 삼킴활동을 포함한다. 이러한 일상적인 과제는 건강유지에 필수적이다. 인간이 자기유지에서 독립한다는 것은 기본적인 일상생활 활동을 수행할 수 있음을 의미한다. 그러나 기본적인 일상생활을 독립적으로 수행한다고 해서 보조없이 살아가는 것은 불가능하다.

2) 도구적인 일생생활 활동(Instrumental-ADL)

실제적으로 인간이 독립해서 살아갈 수 있는지의 여부는 기본적 일상생활을 독립적으로 수행하면서, 개인의 의료와 약품관리, 음식준비와 관리, 주거, 경제적 관리, 타인이나 애완동물 돌보기, 의사소통 매체의 사용, 지역사회 이동에 어려움 없이 참여하는 것을 의미한다. 도구적 일상생활 활동은 물리적이고 사회적인 환경과의 상호작용이 필요하고 기본적인 일상생활보다 신체적이고 인지적인 요소를 더 많이 포함하고 있다.

3. 일상생활 검사도구

작업수행을 위한 평가는 병원 뿐 아니라 다양한 환경에서 시행되어진다. 기본적 일상생활 활동은 주로 재활치료 대상의 초점이 되며 자기관리와 이동성의 평가는 교정적 치료와 적합한 보상적 치료를 계획하기 위한 근거가 되므로 가능한 빨리 시행되는 것이 좋다. 일상생활 활동의 기능 평가를 위한 검사에는 다음과 같은 도구가 있다.

기본적 일상생활 활동 (B-ADL : Basic ADL)	도구적 일상생활 활동 (I-ADL : Instrumental ADL)
• MBI (Modified Barthel Index) • FIM (Functional Independence Measure) • WEEFIM (WEE-Functional Independence Measure) • SCIM (Spinal Cord Independence Measure) • Klein-Bell ADL scale 등	• NEADL (Nottingham Extended ADL scale) • AMPS (The Assessment of Motor and process skills) • KTA (The Kitchen Task Assessment) • FAI (The Frenchay Activity Index) • K-IADL (Korean Instrumental Activities of Daily Living) • S-IADL (Seoul Instrumental Activities of Daily Living) • Lawton IADL (Lawton's Instrumental Activities of Daily Living)

작업수행평가
• COPM (Canadian Occupational Performance Measure) • WHODAS (WHO Disability Assessment Schedule) • A-ONE (Arnadottir OT-ADL, Neurobehavioral Evaluation)

K-MBI

Modified Barthel Index (Korean version)

Scoring Guide

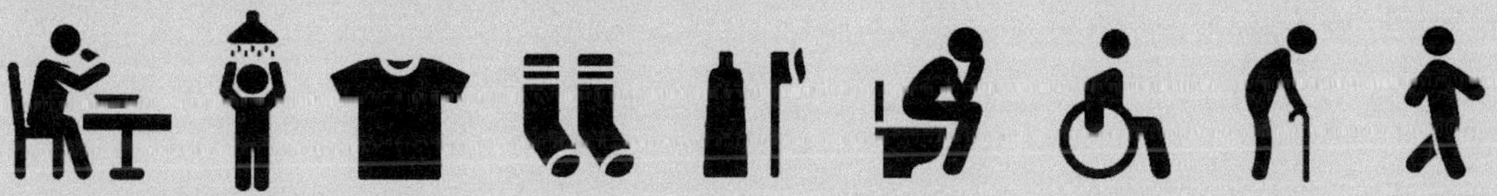

1. MBI의 개요

Barthel Index는 Mahoney와 Barthel(1965)이 일상생활 활동의 독립 정도를 평가하기 위해 개발한 도구이다. 개발 당시에는 발티모어의 메릴랜드 병원에서 만성기 환자를 대상으로 개발되었다. 개발 당시에는 10개의 기본적인 일상생활 활동 항목으로 점수 척도는 독립/도움/의존의 단계로 평가되었으나 후에 재활치료를 받는 환자들을 대상으로 도움의 정도와 소요되는 시간에 따라 점수화 하도록 다양한 버전으로 수정되었다.

1989년 Shah 등이 뇌졸중 환자를 대상으로 5점 척도로 수정한 MBI는 다양한 연구들에서 사용되었고 신뢰도와 타당도가 입증되었다. 국내에서는 대한뇌신경재활연구회에서 문화간 교차 및 표준화 연구를 통해 한국판 수정바델지수(Korean version of Modified Barthel Index, K-MBI)를 보고하였다. 현재 K-MBI는 국내 작업치료 분야에서 가장 보편적으로 사용되는 일상생활 평가도구이다.

또한 K-MBI는 재활 환자 분류체계에서도 간이정신상태검사, 도수근력검사, 관절가동범위검사와 함께 장애의 정도를 측정하는 중요한 기준으로 사용되고 있으며(건강보험심사평가원, 2017) 보건복지 분야에서도 뇌병변장애인의 장애 등급을 판정하는 기준 중 하나로(보건복지부, 2018) 평가결과가 대상자의 경제적 혜택과도 연결될 수 있기에 검사 지침에 따라 정확하게 평가하는 것과 검사자 간 일치도는 매우 중요하다. 최근에는 정부에서 시행하고 있는 재활의료기관 지정 시범사업에서 회복기 환자의 통합재활 기능평가 도구에도 포함되어 본 사업 시행 시 평가점수 변화로 회복 여부를 판별하고(보건복지부, 2017), 치료 지속 여부와 재원 기간을 판정할 때 중요한 기준이 되기 때문에 기관별, 기관 내에서 검사기준에 맞게 정확하게 평가하는 것이 요구된다.

2. K-MBI의 채점 기준

총 11개 항목으로 보행과 의자차 사용은 기능 수준에 맞게 1개 항목만을 선택하기 때문에 총점은 100점 만점(W/C 사용 시 90점 만점)이 된다. 총점에 따라 1단계: 0~24점(의존상태: total), 2단계: 25~49점(의존상태: severe), 3단계: 50~74점(의존상태: moderate), 4단계: 75~90점(의존상태: mild), 5단계: 91~99점(의존상태: minimal) 로 전반적인 일상생활에서의 독립수준을 통합하여 나타내기도 한다.

장애진단에서 사용하는 MBI의 경우 항목이나 점수체계에는 변화가 없지만 등급을 결정하기 위하여 한국식 생활양식을 고려하여 점수 기준에 차이점이 있기 때문에 평가시 매뉴얼의 차이점을 파악하고 있어야 한다. 등급은 보행 기능과 MBI 점수를 종합하여 결정되는데 수정 바델지수의 총점이 32점 이하는 1등급, 33-53점은 2등급, 54-69점은 3등급, 70-80점은 4등급, 81-89점은 5등급, 90-96점은 6등급으로 고려된다.

K-MBI의 점수 채점시 유의점은 평가도구의 채점 원리가 전반적으로 '도움없이 생활할 수 있는가?'의 관점에 채점되나, 항목별 기준에 인지기능을 고려해야 하는 항목이 있고, 해당 항목의 기능뿐 아니라 일상생활에서 연계되는 활동의 수준을 연계하여 채점하는 경우가 있으므로 점수의 결정시 주의해야 한다. 또한 항목별로 중등도, 최소의 도움 정도가 일관적인 기준으로 적용되는 것이 아니고, 셋팅, 감독, 보조의 정도에 따라 다양한 기준으로 적용되어 채점되기 때문에 정확한 적용을 위해서는 매뉴얼의 정확한 숙지가 요구된다.

1. 점수척도

	1	2	3	4	5
항목	과제를 수행 할 수 없는 경우	과제를 시도할 수 있지만 안전하지 않은 경우	중등도의 도움이 필요한 경우	최소의 도움이 필요한 경우	완전히 독립적인 경우
1. 개인위생	0	1	3	4	5
2. 목욕하기	0	1	3	4	5
3. 식사하기	0	2	5	8	10
4. 용변처리	0	2	5	8	10
5. 계단 오르기	0	2	5	8	10
6. 옷 입고 벗기	0	2	5	8	10
7. 배변 조절	0	2	5	8	10
8. 배뇨 조절	0	2	5	8	10
9. 보행	0	3	8	12	15
9-1. 의자차	0	1	3	4	5
10. 의자/침대 이동	0	3	8	12	15
범위					100
	평가항목의 과제를 수행할 수 없는 경우는 1로 분류하고 바델 점수는 0점에 해당함	보호자에게 거의 대부분을 의지하는 경우, 또는 누군가 곁에 있지 않으면 안전에 문제가 있는 경우는 2로 분류함	보호자에게 중등도로 의지하는 경우, 또는 과제를 끝까지 수행하기 위해 보호자의 감시가 필요한 경우는 3으로 분류함	보호자의 도움이나 감시를 최소로 필요로 하는 경우는 4로 분류함	완전히 독립적으로 과제를 수행할 수 있는 경우에는 5로 분류한다. 환자의 과제 수행 속도가 느린 경우, 그 기능의 수행을 위해 다른 사람의 도움을 필요로 하지 않는다면 점수를 아래 단계로 분류하지 않음

2. 수행기준

Score	Level	Criteria
5	Independent	Independent Adaptive devices
4	Set up ~ Supervision	Supervision Set up Minimal assist
3	Supervision ~ Assist	Supervision Partial assist
2	Assist	Maximal assist Partial Performance
1	Dependent	Fully assist

3. 과제별 점수의 가중치

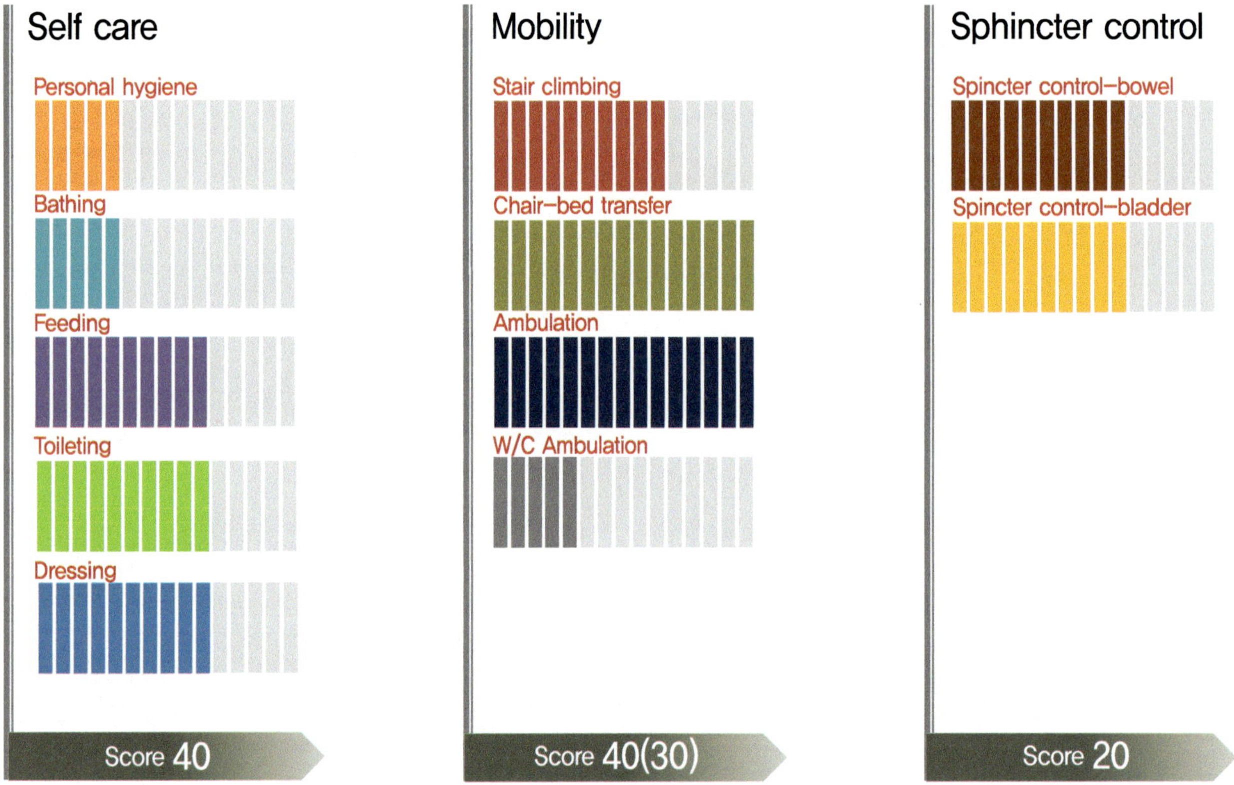
Self care
Personal hygiene
Bathing
Feeding
Toileting
Dressing
Score 40
Mobility
Stair climbing
Chair-bed transfer
Ambulation
W/C Ambulation
Score 40(30)
Sphincter control
Spincter control-bowel
Spincter control-bladder
Score 20

K-MBI

Modified Barthel Index (Korean version)

Scoring instructions

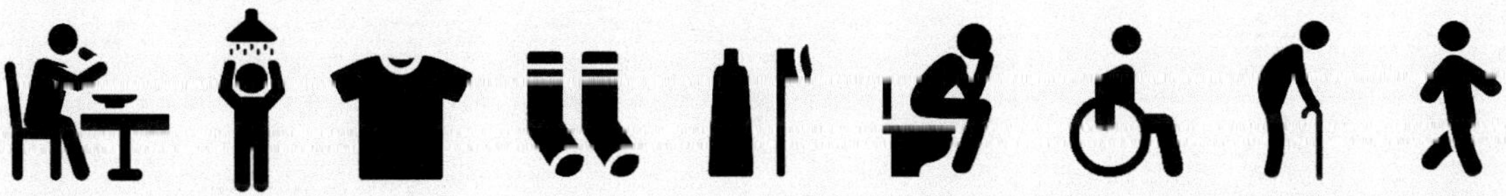

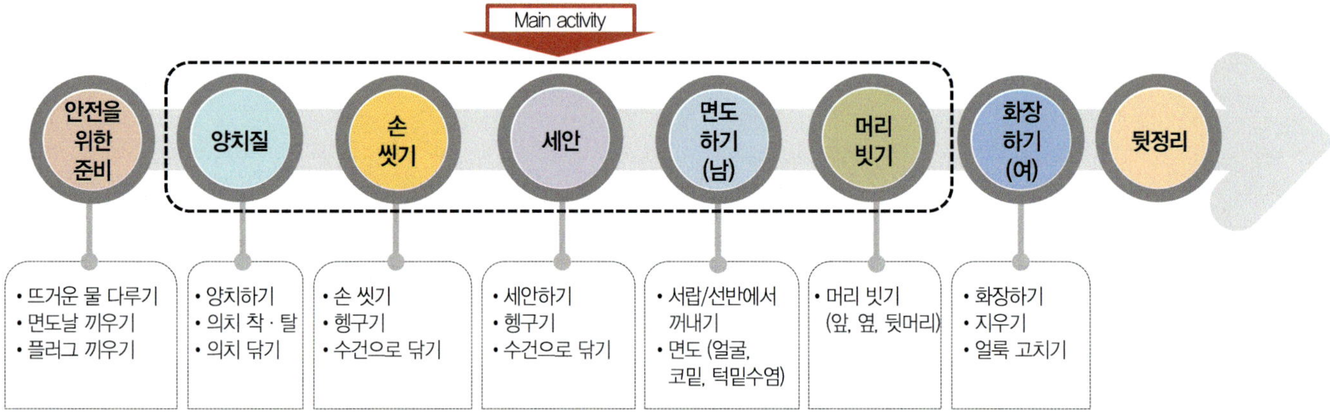

모든 항목의 활동을 안전하고 독립적으로 수행 가능 — 독립 수행 5(5)

Comment : 남자는 면도, 여자는 화장을 수행하는지 평가함

안전을 위한 준비, 수행 전-후의 최소한의 도움 필요 — 최소 도움 4(4)

Comment : 안전을 위해 준비해주면 스스로 개인위생 가능, 단, 화장하기에서는 약간의 도움 필요

지속적인 큐, 1가지 이상 항목에서 일부 도움 필요 — 중등도 도움 3(3)

Comment : 양치하기, 화장하기, 한 손 씻기/말리기, 턱 밑 수염 깎기, 뒷머리 빗기 등 부분적 도움, 지속적 힌트 필요

대부분의 항목에서 도움 필요 — 최대 도움 2(1)

Comment : 1~2가지 활동은 혼자 할 수 있지만 대부분 도움 필요

모든 과정에 완전 의존 — 완전 의존 1(0)

1. Personal hygiene 개인위생 / Process mapping

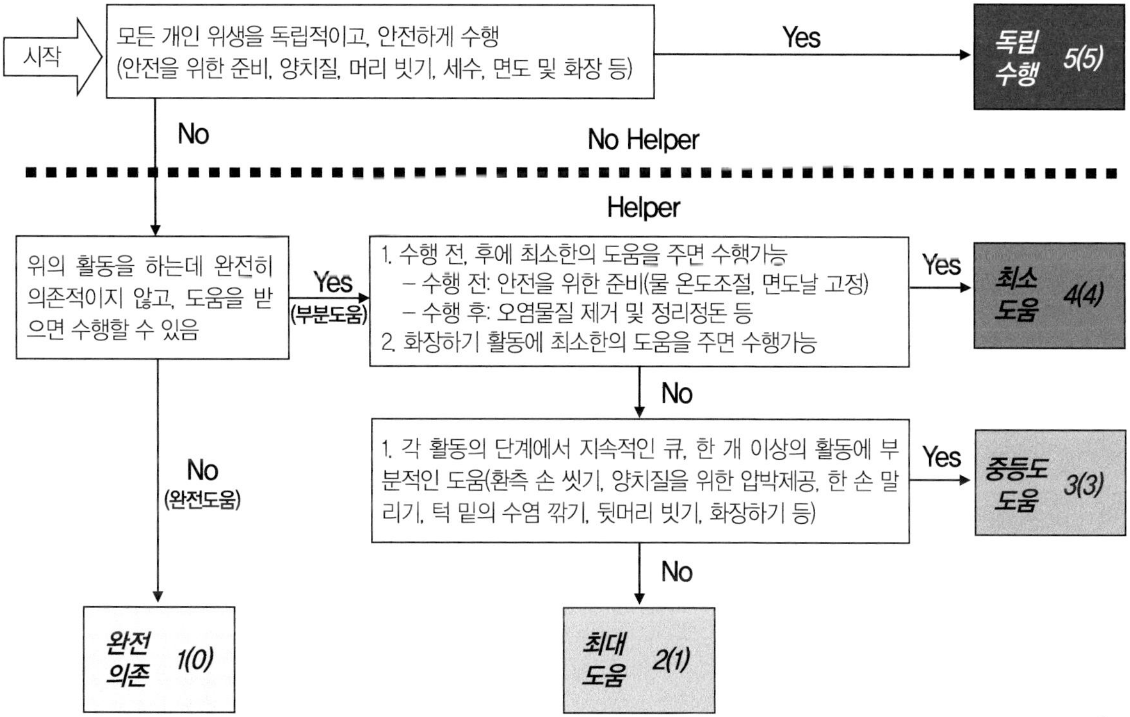

인터뷰로 점수체크 하기

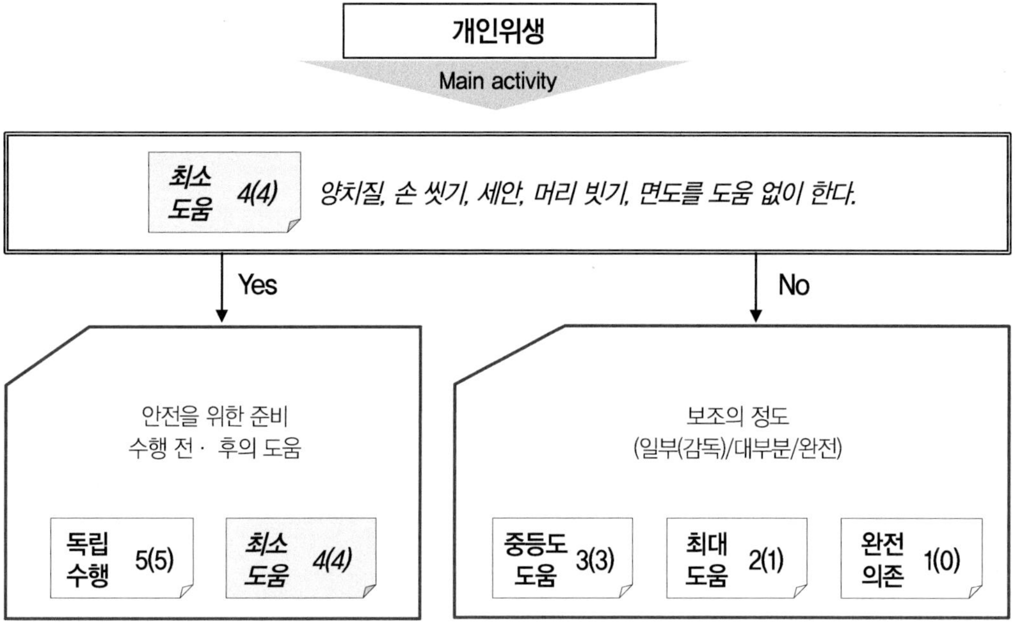

* Question

- 남성의 로션 바르기, 화장을 하지 않는 여성: 평소 습관에 따라 여부를 결정함
- 손톱관리 활동은 포함하지 않음

1. Personal hygiene 개인위생 / MBI 활동을 치료과제로 활용하기

<table>
<tr><th>활동</th><th>세부활동</th><th>치료과제 예시</th><th>세부과제 예시</th></tr>
<tr><td rowspan="3">안전을 위한 준비</td><td>물 온도</td><td>수도조작</td><td rowspan="25">자세 바꾸기와 유지하기
• 기본자세 바꾸기
• 자세유지하기
• 자리이동하기
물건 들어올리기와 나르기
• 들어올리기
• 손으로 나르기
• 팔로 나르기
• 물건 내려놓기
손의 섬세한 사용
• 집어 올리기
• 잡기
• 조작하기
• 놓기
손과 팔의 사용
• 당기기
• 밀기
• 뻗기
• 손이나 팔을 돌리거나 비틀기
• 던지기
• 잡기
걷기와 이동하기
• 걷기
• 이동하기
보조도구 사용
보조기 착용</td></tr>
<tr><td>면도날 준비</td><td>면도날 끼우기, 빼기</td></tr>
<tr><td>플러그 끼우기</td><td>위치 파악하기, 맞는 위치에 끼우기</td></tr>
<tr><td rowspan="7">양치질</td><td>수도조작하기</td><td>탭 올리고 내리기, 수도꼭지 돌리기</td></tr>
<tr><td>치약 뚜껑 열고 닫기</td><td>뚜껑 돌리기, 열기</td></tr>
<tr><td>치약 짜기</td><td>압력 가하기, 칫솔에 덜어내기</td></tr>
<tr><td>칫솔질 하기</td><td>위(앞니, 어금니) , 아래(앞니, 어금니)</td></tr>
<tr><td>입 헹구기</td><td>컵 잡기, 물 받기, 마시기, 뱉어내기</td></tr>
<tr><td>입 닦기</td><td>수건조작</td></tr>
<tr><td>칫솔 정리</td><td>칫솔 제자리에 꽂아두기</td></tr>
<tr><td rowspan="3">손 닦기</td><td>수도조작하기</td><td>탭 올리고 내리기, 수도꼭지 돌리기</td></tr>
<tr><td>손 씻기</td><td>비누 다루기, 헹구기(환측/건측 손 씻기), 수도조작</td></tr>
<tr><td>손 말리기</td><td>수건사용 : 환측/건측 손 말리기</td></tr>
<tr><td rowspan="4">세안</td><td>수도조작하기</td><td>탭 올리고 내리기, 수도꼭지 돌리기</td></tr>
<tr><td>비누조작</td><td>비누 잡기, 거품내기, 비누 놓기</td></tr>
<tr><td>얼굴 씻기</td><td>얼굴에 비누칠하기, 헹구기</td></tr>
<tr><td>물기 닦아내기</td><td>수건사용하기</td></tr>
<tr><td>머리 빗기</td><td>빗 조작하기</td><td>앞머리, 옆머리, 뒷머리 빗기</td></tr>
<tr><td rowspan="4">면도</td><td>면도기 꺼내기(서랍, 장)</td><td>선반으로 이동, 꺼내기</td></tr>
<tr><td>면도기 다루기</td><td>적절한 부위에 위치시키기</td></tr>
<tr><td>수염 깎기</td><td>얼굴, 코밑, 턱밑의 수염 깎기</td></tr>
<tr><td>면도기 세척</td><td>면도기 조작하기, 헹구기</td></tr>
<tr><td>화장하기</td><td>화장하기, 지우기, 고치기</td><td>병뚜껑 열고 닫기, 적당량을 덜어내기, 얼굴에 바르기</td></tr>
<tr><td rowspan="2">정리정돈</td><td>제자리 두기</td><td>선반으로 이동, 정해진 장소에 놓기</td></tr>
<tr><td>오물제거하기</td><td>세면대 정리</td></tr>
</table>

Main activity: 씻기 · 헹구기 · 닦기

준비	이동하기	씻기	헹구기	닦기	뒷정리
• 목욕물 온도 • 목욕용품 • 세제준비	• 욕실에서 이동 • 샤워부스 이동 • 욕조에 앉기	• 세제 다루기 • 비누칠하기 (스펀지, 목욕수건) • 가슴과 팔 부위 / 그 이상 범위)	• 헹구기 (가슴과 팔 부위/ 그 이상 범위)	• 수건으로 말리기 (가슴과 팔 부위/ 그 이상 범위)	• 사용한 물품 제자리 두기 및 정리 정돈

모든 항목의 활동을 안전하고 독립적으로 수행 가능 → 독립 수행 5(5)

Comment : 보조도구 독립적으로 사용, 시간지연 있음 (정상인 2배 정도)

준비에 도움, 이동하기 시 감독과 재촉 필요 → 최소 도움 4(4)

Comment : 시간지연 있음(정상인의 3배 이상)

각 활동에 힌트, 유도, 감독, 도움, 불완전한 수행 → 중등도 도움 3(3)

Comment : 이동/씻기/헹구기/닦기에 힌트, 유도, 감독, 도움 필요

모든 단계에서 도움과 지시 필요 → 최대 도움 2(1)

Comment : 가슴과 팔 씻기는 가능함

모든 과정에 완전 의존 → 완전 의존 1(0)

2. Bathing 목욕하기 / Process mapping

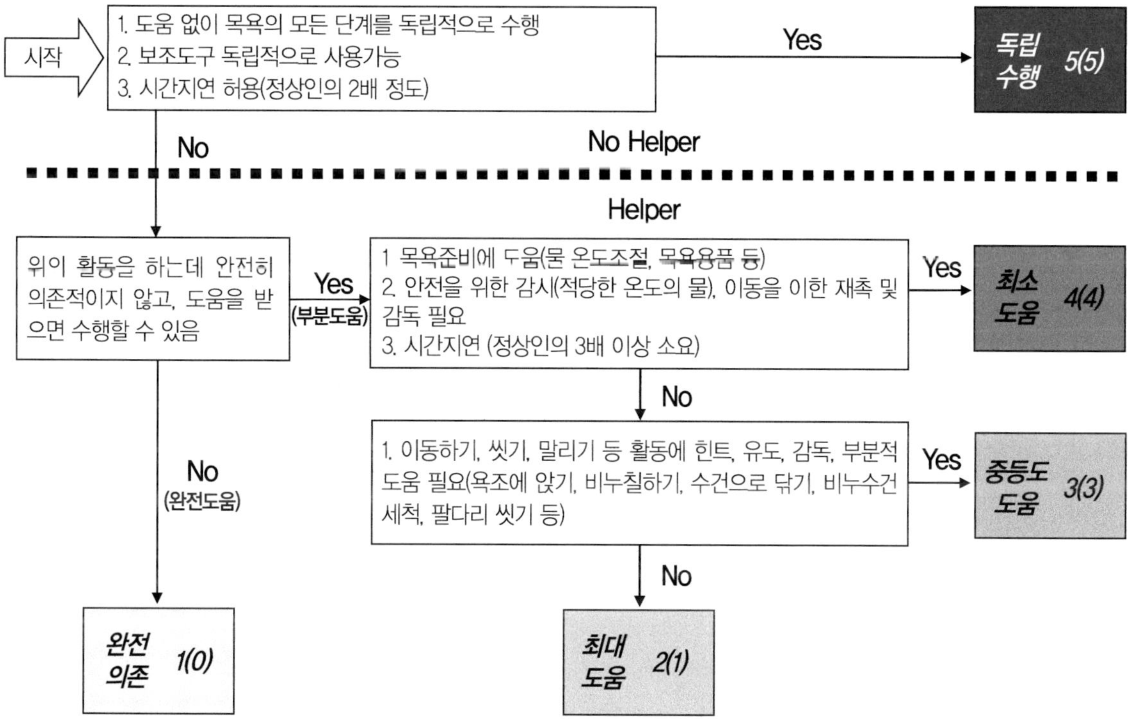

인터뷰로 점수체크 하기

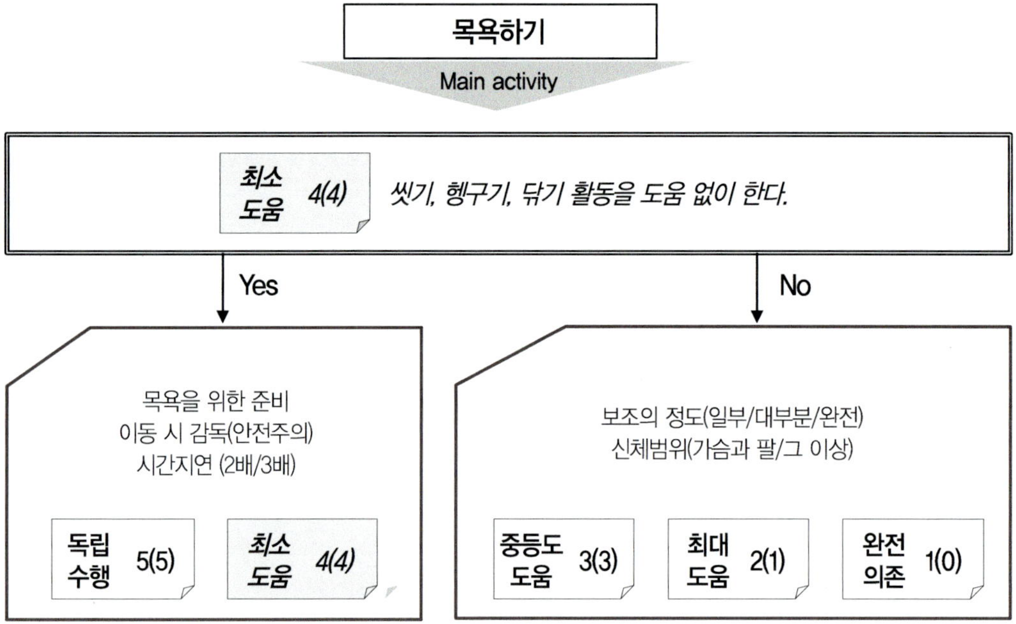

* Question

- 목욕하기 활동: 머리감기 포함
- MBI 매뉴얼 내용(중등도 도움-3점)
  1) '환자의 상태나 질환 등으로 목욕을 완벽하게 할 수 없다'는 기능과 관계없이 상황에 따라 수행 어려움
  2) 수건세척: 비누 수건 또는 샤워 타올을 헹구는 것을 의미함

2. Bathing 목욕하기 / MBI 활동을 치료과제로 활용하기

<table>
<tr><th>활동</th><th>세부활동</th><th>치료과제 예시</th><th>세부과제 예시</th></tr>
<tr><td rowspan="2">사전준비</td><td>안전을 위한 준비 등</td><td>수도 조작, 온도 확인</td><td rowspan="12">자세 바꾸기와 유지하기
• 기본자세 바꾸기
• 자세유지하기
• 자리이동하기
물건 들어올리기와 나르기
• 들어올리기
• 손으로 나르기
• 팔로 나르기
• 물건 내려놓기
손의 섬세한 사용
• 집어 올리기
• 잡기
• 조작하기
• 놓기
손과 팔의 사용
• 당기기
• 밀기
• 뻗기
• 손이나 팔을 돌리거나 비틀기
• 던지기
• 잡기
걷기와 이동하기
• 걷기
• 이동하기
보조도구 사용
보조기 착용</td></tr>
<tr><td>목욕용품, 세제 준비</td><td>선반으로 이동, 꺼내기, 적절한 장소에 놓기</td></tr>
<tr><td rowspan="2">이동</td><td>욕실에서 이동</td><td>샤워 부스로 이동, 욕조 안으로 이동</td></tr>
<tr><td>욕조에 앉기</td><td>바닥에 앉기, 보조의자를 이용하여 앉기</td></tr>
<tr><td rowspan="3">씻기</td><td>비누(세제) 사용</td><td>스폰지에 세제 묻히기, 거품내기</td></tr>
<tr><td rowspan="2">비누칠하기</td><td>가슴과 팔(신체 근위부)</td></tr>
<tr><td>목, 옆구리, 등, 엉덩이, 다리, 발(신체 원위부)</td></tr>
<tr><td rowspan="2">헹구기</td><td>목욕수건조작</td><td>수건 조작하기</td></tr>
<tr><td>헹구기</td><td>가슴과 팔(신체 근위부)
목, 옆구리, 등, 엉덩이, 다리, 발(신체 원위부)</td></tr>
<tr><td rowspan="2">닦기</td><td>타월 조작</td><td>타월 가져오기, 펼치기, 접기</td></tr>
<tr><td>닦아내기</td><td>가슴과 팔(신체 근위부) 닦기
목, 옆구리, 등, 엉덩이, 다리, 발(신체 원위부)</td></tr>
<tr><td>정리정돈</td><td>사용한 물품 제자리 두기 및 정리 정돈</td><td>선반으로 이동, 물건 나르기, 적절한 장소에 놓기</td></tr>
</table>

3. Feeding 식사하기 / 활동분석

Main activity

식사 준비 → 도구 사용 → 음식 뜨기 → 입에 가져가기 → 씹고 삼키기

난이도 높음
- 고기 자르기
- 김치 자르기
- 생선 바르기
- 병뚜껑열기
- 통조림뚜껑열기

일반적 준비
- 음식에 소금 넣기
- 국에 밥 말기
- 컵에 물 따르기
- 음식 비비기
- 버터 바르기
- 옷 소매 정리

튜브영양
- 주입
- 연결
- 세척
- 주입속도조절

도구
- 숟가락, 젓가락, 포크, 나이프 등
- 컵, 유리잔, 긴 빨대 등
- 소매커버
- 보조도구

식사준비를 할 수 있고, 도구를 사용하여 먹기가 독립적으로 수행 가능 → 독립 수행 5(10)

Comment : 손이 미치는 범위에 놓아주면 스스로 식사 가능(보조도구 사용가능)

난이도 높은 수준의 식사 준비만 해주면 독립적으로 수행 가능 → 최소 도움 4(8)

Comment : 난이도 높은 준비를 해주면 옆에 사람이 없어도 스스로 식사가능, 시간지연, 피해야 하는 음식배려

식사준비 해주면 감독하에 수행 가능 → 중등도 도움 3(5)

Comment : 일반적 먹기 준비에 도움이 필요, 속도/식이 문제로 적절한 지시나 격려 필요함

적극적 도움 필요 → 최대 도움 2(2)

Comment : 도구를 다룰 수 있으나 식사 시 도움을 주어야 함, 음식 뜨기 가능하나 입에 가져가기는 도와줌

모든 과정에 완전 의존 → 완전 의존 1(0)

Comment : 씹고 삼키기만 가능, 튜브영양 전 과정에 도움

3. Feeding 식사하기 / Process mapping

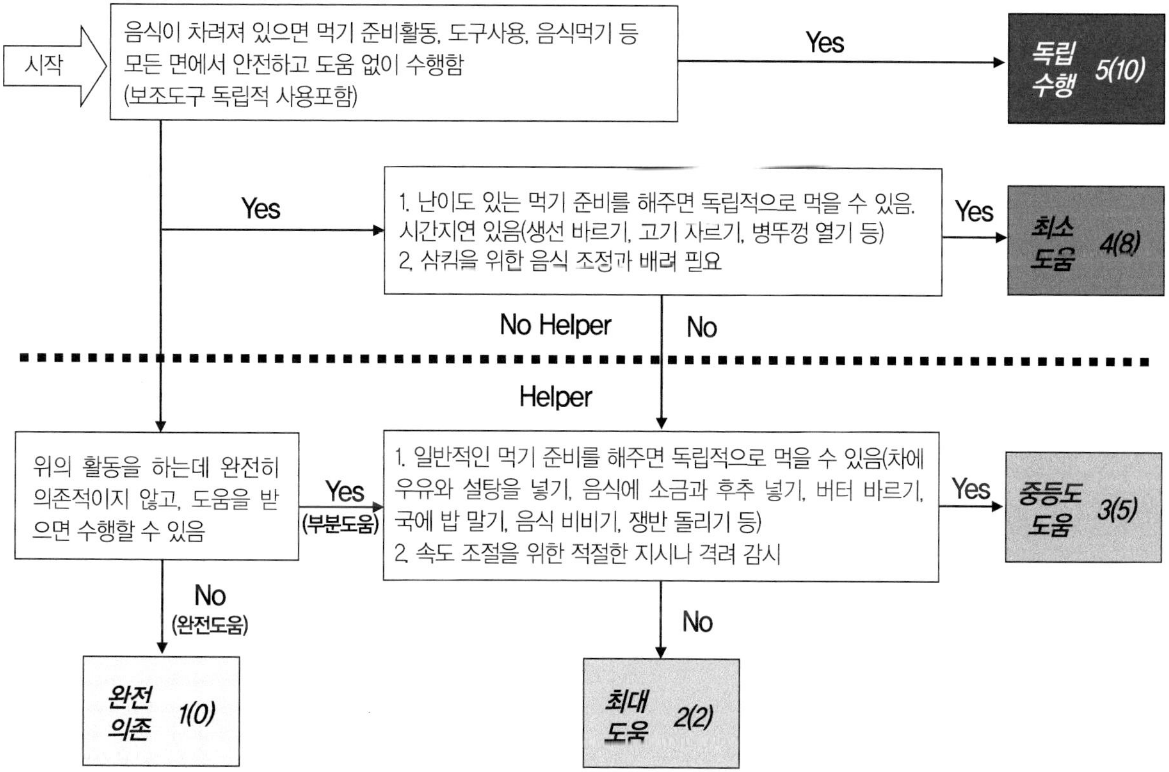

인터뷰로 점수체크 하기

식사하기

Main activity

중등도 도움 3(5) *먹기 준비를 해주면 도구를 이용하여 식사할 수 있다.*

Yes

먹기 준비(난이도/일반적)
음식배려 및 조정
감독, 지시, 격려

- 독립 수행 5(10)
- 최소 도움 4(8)
- *중등도 도움 3(5)*

No

보조의 정도

- 최대 도움 2(2)
- 완전 의존 1(0)

* Question

- 숟가락만으로 식사할 수 있는 경우
  : 숟가락은 보조도구로 생각함
- 연하보조식은 음식의 조정을 의미함
- 음식을 뜨기 어렵지만 입으로는 가져갈 수 있는 경우
  : 도움이 많은 상태

※ 뇌 병변 장애판정 MBI와 K-MBI 차이

- 젓가락 사용에 대한 내용
- 5(10): 숟가락, 젓가락 모두 사용 가능
- 4(8): 젓가락 사용 가능, 미세한 젓가락질 어려움
- 3(5): 젓가락 사용 어려움

3. Feeding 식사하기 / MBI 활동을 치료과제로 활용하기

<table>
<tr><th>활동</th><th>세부활동</th><th>치료과제 예시</th><th>세부과제 예시</th></tr>
<tr><td rowspan="12">먹기 준비</td><td>그릇 뚜껑 열기</td><td>플라스틱 반찬통, 밥 그릇 등</td><td rowspan="23">자세 바꾸기와 유지하기
• 기본자세 바꾸기
• 자세유지하기
• 자리이동하기
물건 들어올리기와 나르기
• 들어올리기
• 손으로 나르기
• 팔루 나르기
• 물건 내려놓기
손의 섬세한 사용
• 집어 올리기
• 잡기
• 조작하기
• 놓기
손과 팔의 사용
• 당기기
• 밀기
• 뻗기
• 손이나 팔을 돌리거나 비틀기
• 던지기
• 잡기
부조도구 사용
보조기 착용</td></tr>
<tr><td>소금, 후추 넣기</td><td>통을 잡고 , 적절한 각도 유지, 털어내기</td></tr>
<tr><td>음식 비비기</td><td>숟가락 조작, 음식 섞기</td></tr>
<tr><td>국에 밥 말기</td><td>그릇 고정, 두 손의 동시 조작, 섞기</td></tr>
<tr><td>버터 바르기</td><td>빵 고정, 버터 뜨기, 바르기</td></tr>
<tr><td>물 붓기</td><td>컵 고정, 물통 들기, 팔을 뻗고 손목 아래부위 조작</td></tr>
<tr><td>옷소매 처리</td><td>소매커버 끼우기, 소매 접기, 올리기</td></tr>
<tr><td>고기 자르기</td><td>포크로 고정, 나이프 사용</td></tr>
<tr><td>생선 바르기</td><td>젓가락 조작, 세밀한 잡기</td></tr>
<tr><td>김치 자르기</td><td>젓가락 조작, 힘줘서 벌리기</td></tr>
<tr><td>병뚜껑 열기</td><td>병 고정, 돌리기, 두 손의 동시사용, 신체부위로 고정</td></tr>
<tr><td>통조림 뚜껑열기</td><td>캔 고정, 손의 힘 조절</td></tr>
<tr><td rowspan="3">먹기</td><td>음식 뜨기</td><td>그릇의 고정, 양 조절</td></tr>
<tr><td>입으로 가져가기</td><td>숟가락의 평형유지, 속도 조절</td></tr>
<tr><td>먹기 도구 조작하기</td><td>숟가락, 젓가락, 포크, 나이프 등 조작</td></tr>
<tr><td rowspan="3">마시기</td><td>컵에 물 따르기</td><td>컵 고정, 물통 들기, 팔을 뻗고 손목 아래부위 조작</td></tr>
<tr><td>마시기</td><td>컵이나 잔의 형태에 따라 잡고 마시기</td></tr>
<tr><td>도구사용</td><td>컵, 유리잔, 긴 빨대, 숟가락</td></tr>
<tr><td rowspan="2">씹고 삼키기</td><td>씹기</td><td>구강의 근력, 가동범위 협응</td></tr>
<tr><td>삼키기</td><td>구강 인두 기능</td></tr>
<tr><td rowspan="3">관급</td><td>연결</td><td>튜브와 식이주머니 연결</td></tr>
<tr><td>주입</td><td>주입속도조절</td></tr>
<tr><td>세척</td><td>식이주머니, 관, 주입 도구</td></tr>
</table>

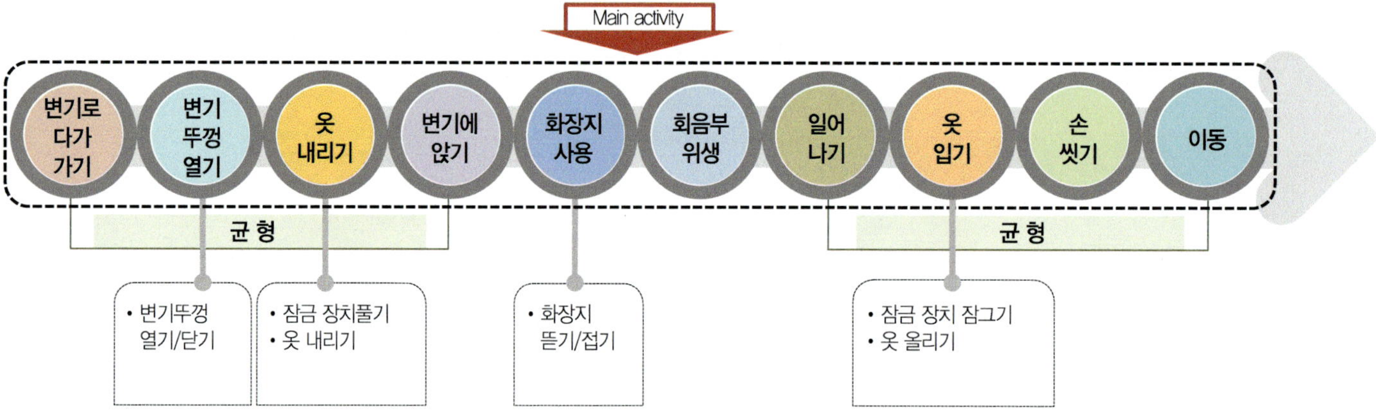

모든 보조장비를 사용하여 독립적으로 수행 가능 → 독립 수행 5(10)

Comment : 이동 변기는 밤에만 사용하고 세척까지 할 수 있음

안전을 위한 감시 → 최소 도움 4(8)

Comment : 변기 위치 알려주기, 화장지 준비해주기, 이동변기는 밤에만 사용하고 세척에는 도움 필요

착 · 탈의, 손 씻기, 이동에서 부분적인 도움 필요 → 중등도 도움 3(5)

Comment : 한 가지 활동은 독립적 수행(특히, 회음부 위생), 이동이나 균형을 잡기 위해 감독, 도움 필요

모든 과정에 도움 필요 → 최대 도움 2(2)

모든 과정에 완전 의존 → 완전 의존 1(0)

4. Toileting 용변처리 / Process mapping

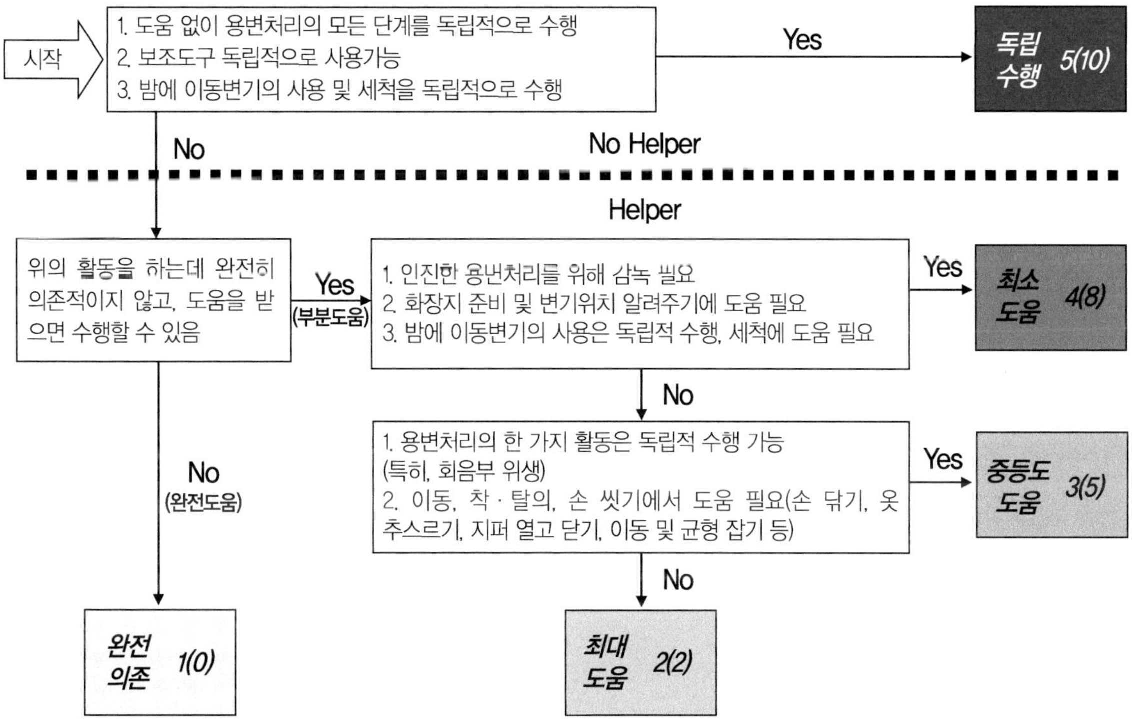

인터뷰로 점수체크 하기

용변처리

Main activity

최소 도움 4(8) *변기에 다가가서 변기를 열고 닫고, 위생처리를 한 후에 옷을 다시 입고 화장실에서 나올 수 있다.*

Yes

안전을 위한 감독
밤에 이동 변기의 세척

- 독립 수행 5(10)
- 최소 도움 4(8)

No

보조의 정도(일부/대부분/완전)
최소 1가지 활동 독립적 수행여부
(특히, 회음부 위생여부)

- 중등도 도움 3(5)
- 최대 도움 2(2)
- 완전 의존 1(0)

*** Question**

- 비데를 사용할 경우: 보조도구로 간주함
- 비데 사용에 도움이 필요한 경우
  : 회음부 위생 시 도움이 필요함을 의미
- 이동변기 세척 : 오물을 버리고 세척하는 것

※ 뇌 병변 장애판정 MBI와 K-MBI 차이

- 좌변기와 재래식 변기사용에 대한 내용
- 5(10): 좌변기, 재래식 변기 모두 사용가능
- 4(8): 좌변기 사용가능, 재래식 변기 사용 어려움

4. Toileting 용변처리 / MBI 활동을 치료과제로 활용하기

활동	세부활동	치료과제 예시	세부과제 예시
준비	이동	변기로 다가가기	**자세 바꾸기와 유지하기** • 기본자세 바꾸기 • 자세유지하기 • 자리이동하기 **물건 들어올리기와 나르기** • 들어올리기 • 손으로 나르기 • 팔로 나르기 • 물건 내려놓기 **손의 섬세한 사용** • 집어 올리기 • 잡기 • 조작하기 • 놓기 **손과 팔의 사용** • 당기기 • 밀기 • 뻗기 • 손이나 팔을 돌리거나 비틀기 • 던지기 • 잡기 **걷기와 이동하기** • 걷기 • 이동하기 **보조도구 사용** **보조기 착용**
	변기뚜껑 조작	뚜껑 열기, 뚜껑 닫기	
	일어나고 앉기	보조도구 없이 일어나고 앉기 보조도구 삽고 일어나고 앉기 하의를 올리면서/내리면서 일어나고 앉기	
	옷 입고 벗기	여밈 장치 조작, 하의 벗고 올리기	
	이동 변기 사용	위치 조정하기, 옷 내리기	
주요활동	화장지 사용	화장지 준비, 뜯기, 접기, 버리기	
	회음부 위생	청결성, 비데 사용	
	자세유지하기	구부린 자세 유지하기	
정리정돈	손 닦기	위생처리 후 손 닦기	
	변기 내리기	레버조작	
	실내변기 세척	오물 버리기, 세척하기	

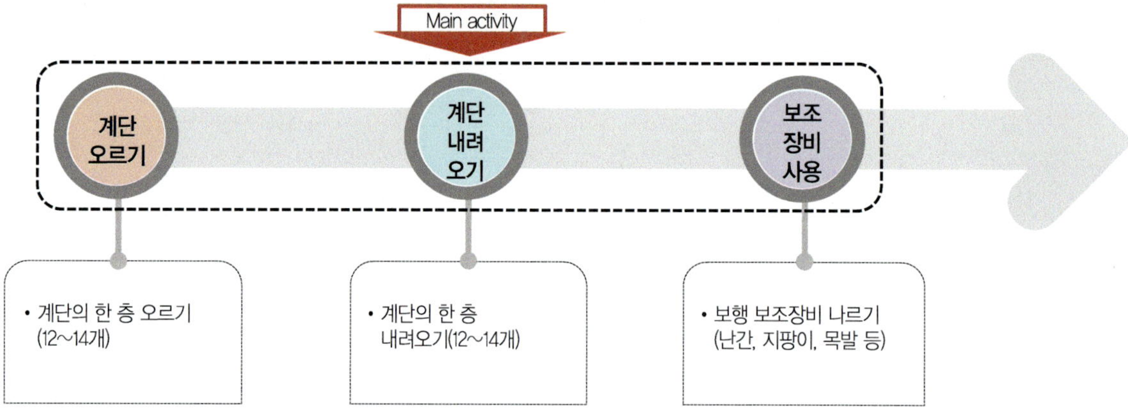

모든 과정을 안전하고 독립적으로 수행 가능 → 독립 수행 5(10)

Comment : 1층의 계단을 이동할 때 도움 없이 안전하게 수행, 보조장비 사용시 독립적으로 사용

안전을 위한 감독이 필요 → 최소 도움 4(8)

Comment : 스스로 계단 오르내리기 가능하나 근육마비, 호흡곤란 등 안전을 위한 감독 필요

부분적인 수행 가능 → 중등도 도움 3(5)

Comment : 계단 오르내리기는 가능하나, 보행 보조장비를 나를 수 없어 감독 및 도움 필요

모든 과정에 도움 필요 → 최대 도움 2(2)

Comment : 1명의 도움(부축), 보행 보조장비 사용 도움 필요

모든 과정에 완전 의존 → 완전 의존 1(0)

Comment : 계단을 오르내릴 수 없음, 수행 시 2명의 도움이 필요

5. Stair climbing 계단 오르내리기 / Process mapping

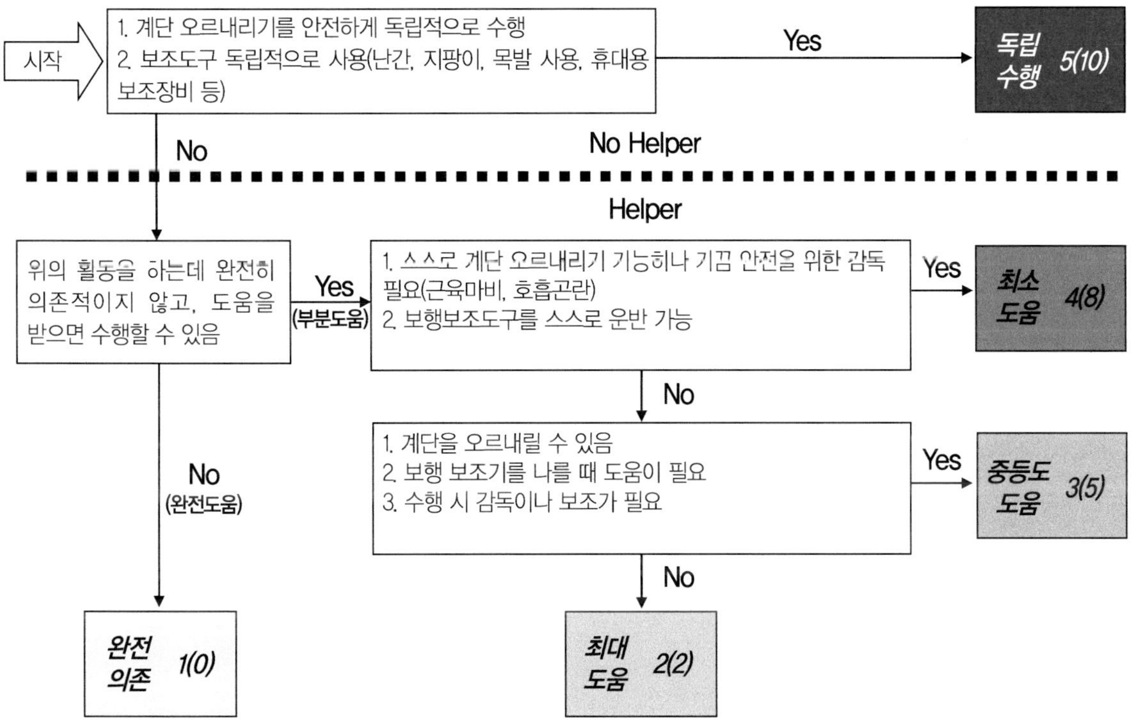

인터뷰로 점수체크 하기

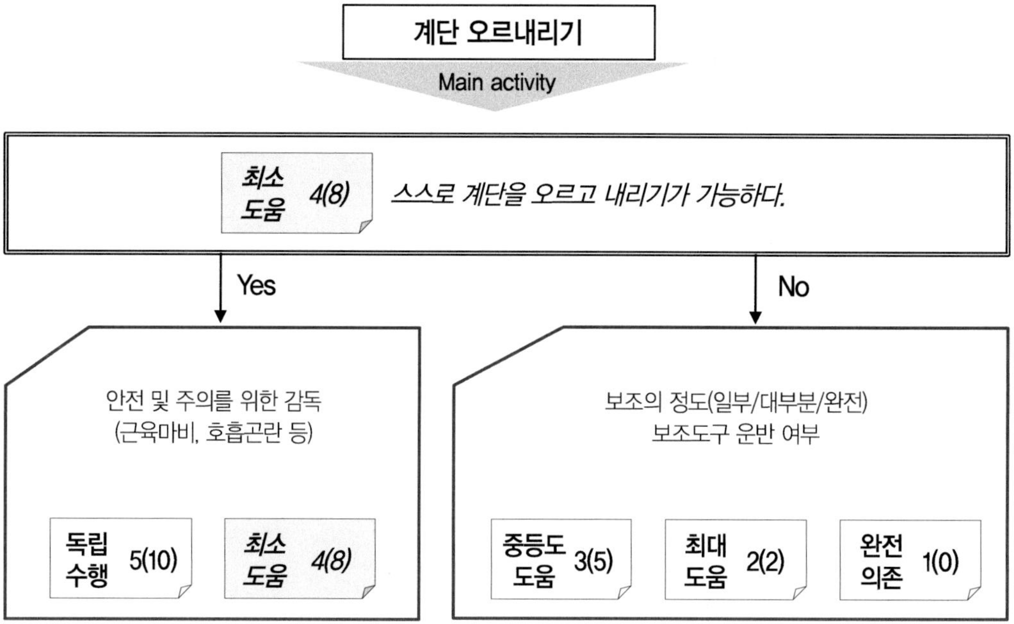
계단 오르내리기
Main activity
최소 도움 4(8)
스스로 계단을 오르고 내리기가 가능하다.
Yes
No
안전 및 주의를 위한 감독
(근육마비, 호흡곤란 등)
독립 수행 5(10)
최소 도움 4(8)
보조의 정도(일부/대부분/완전)
보조도구 운반 여부
중등도 도움 3(5)
최대 도움 2(2)
완전 의존 1(0)

5. Stair climbing 계단 오르내리기 / MBI 활동을 치료과제로 활용하기

<table>
<tr><th>활동</th><th>세부활동</th><th>치료과제 예시</th><th>세부과제 예시</th></tr>
<tr><td rowspan="4">계단 오르기</td><td rowspan="4">계단 한 층 오르기</td><td>계단 위치 및 환경 파악하기</td><td rowspan="8">자세 바꾸기와 유지하기
• 기본자세 바꾸기
• 자세유지하기
• 자리이동하기
물건 들어올리기와 나르기
• 들어올리기
• 손으로 나르기
• 팔로 나르기
• 물건 내려놓기
손의 섬세한 사용
• 집어 올리기
• 잡기
• 조작하기
• 놓기
손과 팔의 사용
• 당기기
• 밀기
• 뻗기
• 손이나 팔을 돌리거나 비틀기
• 잡기
걷기와 이동하기
• 걷기
• 이동하기
보조도구 사용
보조기 착용</td></tr>
<tr><td>안전하게 계단 오르면서 중심잡기</td></tr>
<tr><td>설치된 난간, 안전바 및 보조장비 사용하기</td></tr>
<tr><td>보조장비 운반하기</td></tr>
<tr><td rowspan="4">계단 내려오기</td><td rowspan="4">계단 한 층 내려오기</td><td>계단 위치 및 환경 파악하기</td></tr>
<tr><td>안전주의 및 계단 내려오면서 중심잡기</td></tr>
<tr><td>설치된 난간, 안전바 및 보조장비 사용하기</td></tr>
<tr><td>보조장비 운반하기</td></tr>
</table>

6. Dressing 옷 입고 벗기 / 활동분석

Main activity

준비 과정 → 보조기 의지 착·탈 → [옷 끼우고 빼기 → 신발 끼우고 빼기] → 의류 부속품 조작 → 매무새 마무리

준비 과정
- 옷장, 서랍 등에서 가져오기
- 시작준비 (옷 펼치기, 위치잡기)

보조기 의지 착·탈
- 코르셋, 보조기, 의지 등

옷 끼우고 빼기 / 신발 끼우고 빼기

*의류: 속옷(팬티, 브래지어), 상의(티셔츠, 셔츠, 목이 긴 스웨터 등), 하의(바지, 치마 등)

옷 입기
* 상의 : 머리, 팔 끼우기
* 하의 : 다리 및 신체부위 넣기, 바지 올리기
* 양말신기, 신발 신기

옷 벗기
* 상의 : 머리, 팔 빼기
* 하의 : 바지 내리기, 다리 빼기
* 양말 벗기, 신발 벗기

의류 부속품 조작
- 여미기/잠그기/묶기/풀기 (브래지어 후크, 지퍼, 단추, 신발끈, 벨트 등)

수행 내용	등급	점수
모든 항목의 활동을 독립적으로 수행 가능 Comment : 보조도구 사용 시 독립적으로 사용 가능	독립 수행	5(10)
준비과정, 보조기 등 착·탈, 의류부속품 조작에서 최소한의 도움, 유도, 재촉, 힌트 제공 필요 Comment : 시간지연(정상인의 3배 이상 소요)	최소 도움	4(8)
1가지 이상 항목에서 도움 또는 각 활동에 일부 도움 필요 Comment : 옷을 입고 벗는 과정에서 부분적인 도움을 주면 수행가능, 준비 및 마무리, 부속품 조작에 도움	중등도 도움	3(5)
대부분이 항목에서 도움 필요 Comment : 옷 입기 과정에 참여 가능하지만 모든 활동에서 도움 필요	최대 도움	2(2)
모든 과정에 완전 의존	완전 의존	1(0)

6. Dressing 옷 입고 벗기 / Process mapping

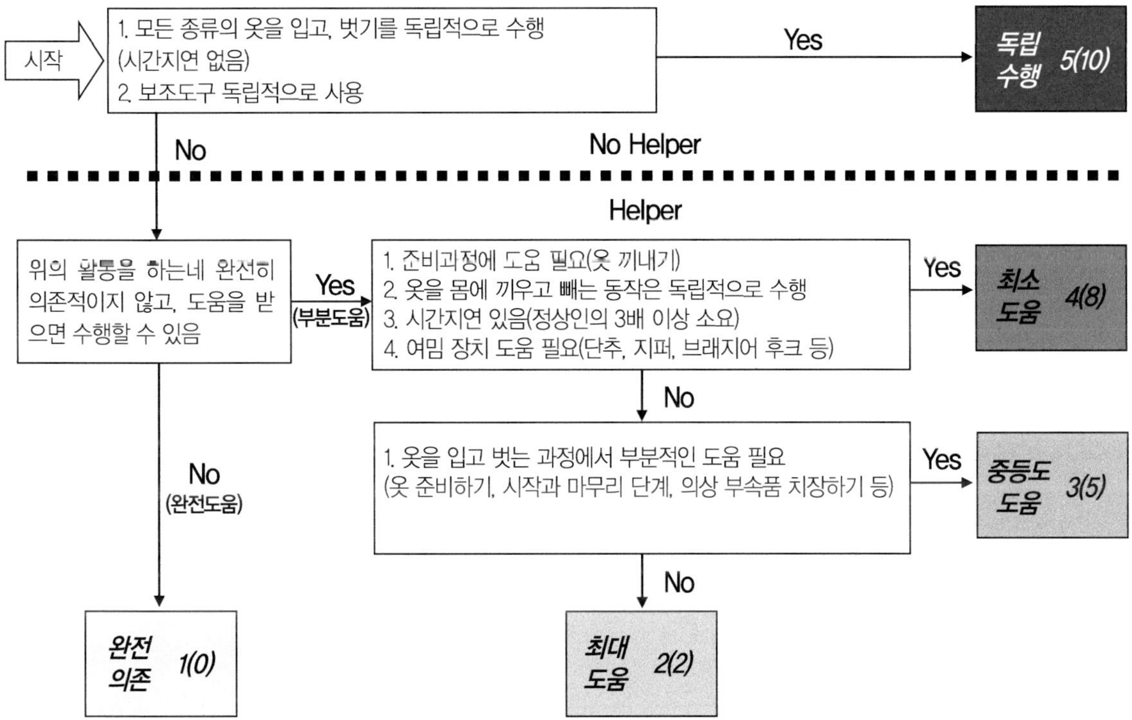

인터뷰로 점수체크 하기

옷 입고 벗기

Main activity

최소 도움 4(8) *혼자서 옷을 신체 부위에 끼우고 뺄 수 있다.*

Yes

준비과정(옷 꺼내기)
여밈 장치에 도움필요
시간지연

- 독립 수행 5(10)
- *최소 도움 4(8)*

No

보조의 정도(입고 벗는 동작/여밈 장치)
시작과 마무리의 도움 정도

- 중등도 도움 3(5)
- 최대 도움 2(2)
- 완전 의존 1(0)

* Question

– 몸을 앞, 뒤로 기울일 수 있고, 옷 소매에 팔을 넣거나 바지에 다리를 넣을 수 있으나 타인이 전적으로 옷을 입혀주는 경우 0점으로 간주

<table>
<tr><th>활동</th><th>세부활동</th><th>치료과제 예시</th><th>세부과제 예시</th></tr>
<tr><td rowspan="2">준비</td><td>옷 준비</td><td>옷장, 서랍에서 옷 꺼내기, 가져오기</td><td rowspan="13">자세 바꾸기와 유지하기
• 기본자세 바꾸기
• 자세유지하기
• 자리이동하기
물건 들어올리기와 나르기
• 들어올리기
• 손으로 나르기
• 팔로 나르기
• 물건 내려놓기
손의 섬세한 사용
• 집어 올리기
• 잡기
• 조작하기
• 놓기
손과 팔의 사용
• 당기기
• 밀기
• 뻗기
• 손이나 팔을 돌리거나 비틀기
• 던지기
• 잡기
걷기와 이동하기
• 걷기
• 이동하기
보조도구 사용
보조기 착용</td></tr>
<tr><td>시작준비</td><td>옷 펴기, 펼치기</td></tr>
<tr><td rowspan="5">옷 입기</td><td>상의 입기</td><td>머리 팔 끼우기, 소매단 접기</td></tr>
<tr><td>하의 입기</td><td>다리 및 신체 부위 넣기, 허리까지 바지 올리기, 중심잡기</td></tr>
<tr><td>양말과 신발을 발에 끼우기</td><td>양말 잡고 발 넣기, 신발 잡고 발 넣기</td></tr>
<tr><td>속옷 입기</td><td>팔 끼워서 브래지어 입기</td></tr>
<tr><td>매무새 마무리</td><td>옷 내리기, 위치정렬</td></tr>
<tr><td rowspan="4">옷 벗기</td><td>상의 벗기</td><td>머리, 팔 빼기</td></tr>
<tr><td>하의 벗기</td><td>바지 내리기, 다리 빼기, 중심잡기</td></tr>
<tr><td>양말과 신발 벗기</td><td>발에서 양말 벗기기, 발에서 신발 벗기기</td></tr>
<tr><td>속옷 벗기</td><td>팬티 벗기, 브래지어 벗기</td></tr>
<tr><td>의류 부속품 조작</td><td>여미기/잠그기/묶기/풀기</td><td>브래지어 후크, 지퍼, 단추, 신발끈, 벨트 등의 부속품 조작하기</td></tr>
<tr><td>보조기 장착</td><td>보조기, 의지, 코르셋 등 입고 벗기</td><td>끼우기, 벗기, 조임 장치 조이기/풀기</td></tr>
</table>

7. Bowel control 배변조절 / 활동분석

Main activity

괄약근 조절
- 배변조절 (실변 유/무)

배변 자세 취하기
- 배변자세 취하기 (변기/침상)

회음부 위생
- 회음부 뒤처리
- 실변 후 세척

보조 도구 사용
- 실변에 대한 보조도구 사용 (기저귀, 흡수용 패드, 기타 실변 보조기구)

- 좌약, 관장, 변비약 등
- 손가락 자극
- 인공항문 형성술
- 장 운동 촉진법

실변 없이 배변조절 항시 가능 → 독립 수행 5(10)

배변조절이 가능하지만 가끔 실변 있음 → 최소 도움 4(8)

종종 실변 있음 → 중등도 도움 3(5)

Comment : 배변자세 취하기 가능함

종종 실변 있음 → 최대 도움 2(2)

Comment : 배변훈련의 초기과정, 배변자세 취하기 도움

배변조절에 완전의존 → 완전 의존 1(0)

Comment : 기저귀, 흡수용 패드 항시 착용

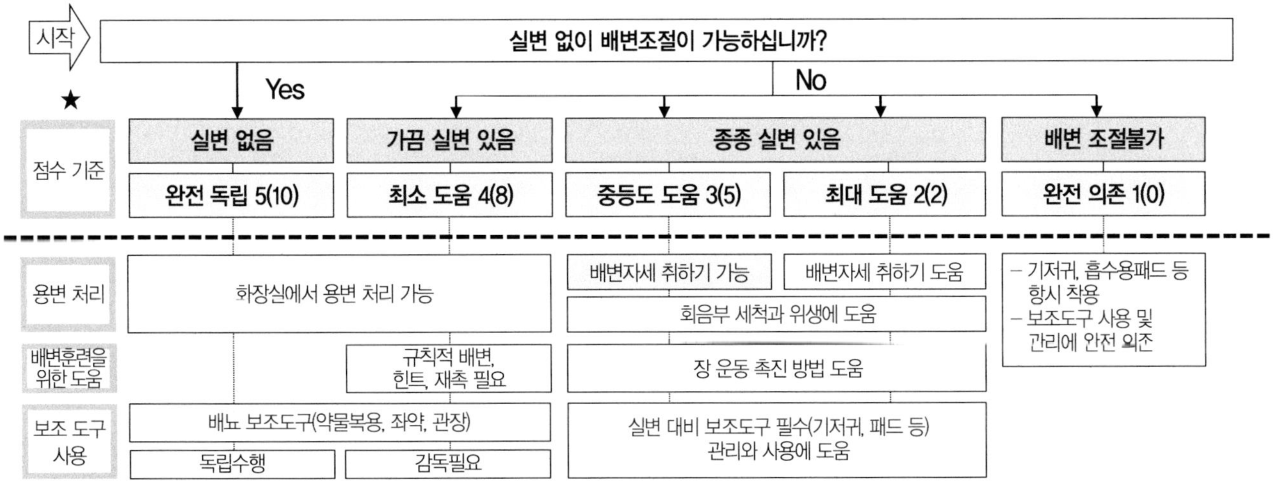

활동	세부활동	치료과제 예시	세부과제 예시
괄약근 조절	괄약근 운동하기	발살바 운동	자세 바꾸기와 유지하기 • 기본자세 바꾸기 • 자세유지하기 • 자리이동하기 물건 들어올리기와 나르기 • 들어올리기 • 손으로 나르기 • 팔로 나르기 • 물건 내려놓기 손의 섬세한 사용 • 집어 올리기 • 잡기 • 조작하기 • 놓기 손과 팔의 사용 • 당기기 • 밀기 • 뻗기 • 손이나 팔을 돌리거나 비틀기 • 던지기 • 잡기 보조도구 사용
배변자세 취하기	변기에서 자세 취하기	변기로 다가가기, 앉기, 서기, 중심잡기	
	침상에서 자세 취하기	침상에서 side lying, supine 자세 취하기	
회음부 위생	화장지 사용	화장지 준비, 뜯기, 접기, 버리기	
	회음부 위생	청결, 비데 사용, 기저귀 교체하기	
	자세 유지하기	구부린 자세 유지하기	
보조도구 관리		보조도구 조작 및 사용, 기저귀 교체하기	

8. Bladder control 배뇨조절 / 활동분석

Main activity

방광 조절
- 배뇨조절 (실뇨 유/무)

배변 자세 취하기
- 배뇨자세 취하기 (변기/침상/휠체어)
- 다리 벌리기
- 소변통에 위치시키기

보조 도구 사용
- 실뇨대비 보조도구 사용 (내부/외부 도뇨기구)
- 소변통, 튜브, 배뇨백 등 관리

- 배뇨조절에 관한 약물복용

수행 수준	등급	점수
실뇨 없이 배뇨조절 항시 가능	독립 수행	5(10)
배뇨조절이 가능하지만 가끔 실뇨 있음	최소 도움	4(8)
낮에 실뇨 없음, 밤에 실뇨 있음	중등도 도움	3(5)
실뇨 있음	최대 도움	2(2)
배뇨조절에 완전의존 Comment : 지속적 도뇨, 기저귀 등 항시 착용	완전 의존	1(0)

8. Bladder control 배뇨조절 / 인터뷰로 점수체크 하기 / 활동을 치료과제로 활용하기

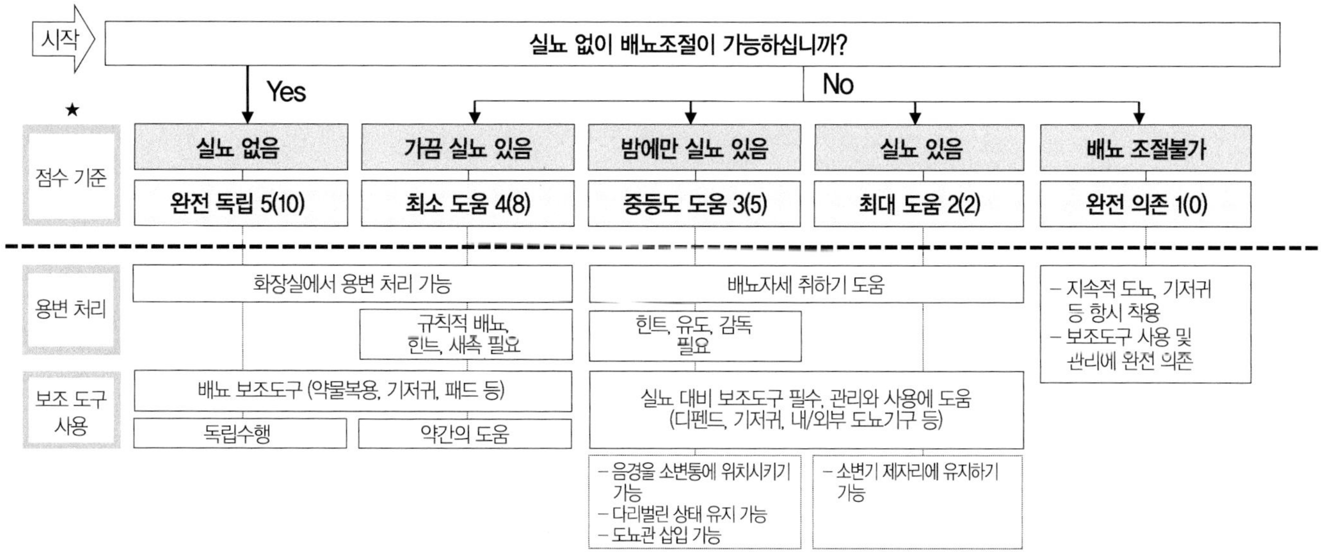

활동	세부활동	치료과제	세부과제
배뇨자세 취하기	변기에서 자세 취하기	변기로 다가가기, 앉기, 서기, 중심잡기	자세 바꾸기와 유지하기 • 기본자세 바꾸기 • 자세유지하기 • 자리이동하기 물건 들어올리기와 나르기 • 들어올리기 • 손으로 나르기 • 팔로 나르기 • 물건 내려놓기 손의 섬세한 사용 • 집어 올리기 • 잡기 • 조작하기 • 놓기 손과 팔의 사용 • 당기기 • 밀기 • 뻗기 • 손이나 팔을 돌리거나 비틀기 • 던지기 • 잡기 보조도구 사용
	침상에서 자세 취하기	침상에서 side lying, supine 자세 취하기	
	W/C에서 자세 취하기	소변통 위치시키기, 다리 벌린 상태 유지하기	
보조도구 관리	내/외부 도뇨기구 사용 및 실뇨대비 보조도구	보조도구 사용 및 기저귀 교체하기	

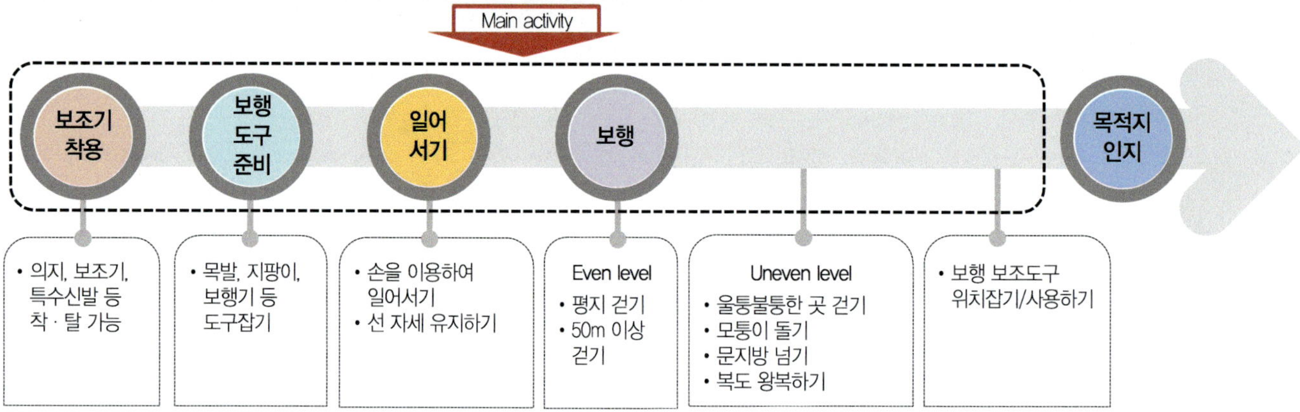

과제의 모든 활동을 안전하고 독립적으로 수행 가능 → 독립 수행 5(15)

Comment : 스스로 목적지를 찾아갈 수 있음

감독, 재촉, 힌트를 주면 과제 수행을 할 수 있음 → 최소 도움 4(12)

Comment : 시간지연, 거리의 제한이 있을 수 있음(50m 미만)

Uneven level 보행, 보조도구 다루기에 도움을 주면 할 수 있음 → 중등도 도움 3(8)

Comment : 보행 보조도구 도달하기, 모퉁이 돌기, 문지방 넘기, 불규칙한 지면 걷기, 복도 왕복 시 도움이 필요

대부분의 활동에서 도움 필요 → 최대 도움 2(3)

Comment : 걷기에 도움이 필요

모든 과정에 완전 의존 → 완전 의존 1(0)

9. Ambulation 보행 / Process mapping

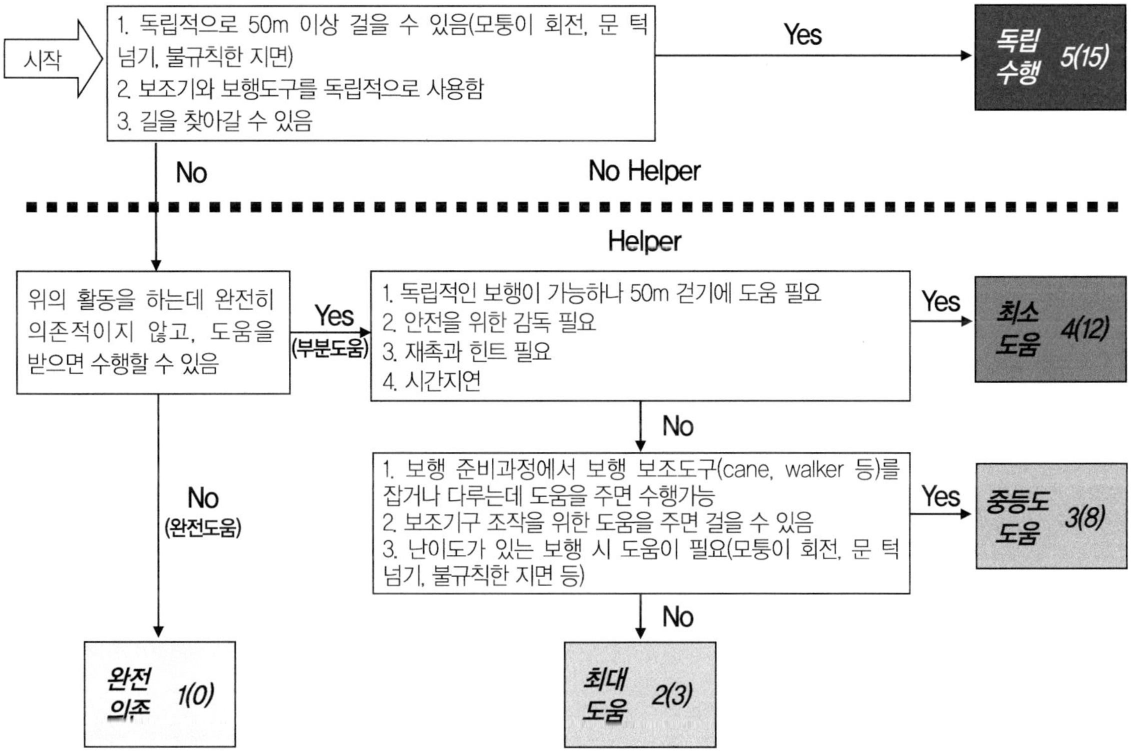

인터뷰로 점수체크 하기

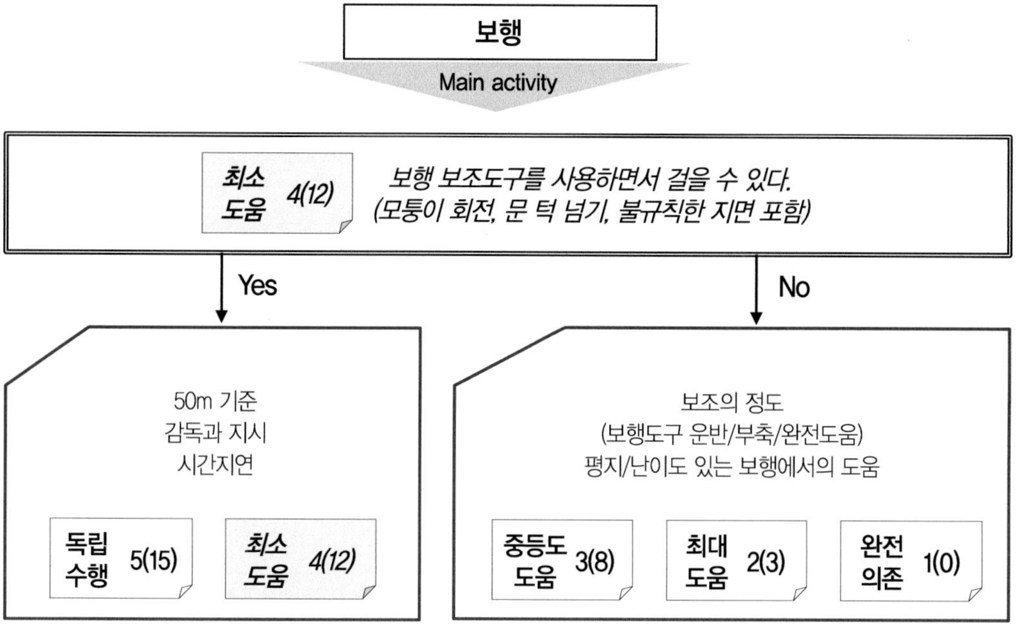
보행
Main activity
최소 도움 4(12)
보행 보조도구를 사용하면서 걸을 수 있다.
(모퉁이 회전, 문 턱 넘기, 불규칙한 지면 포함)
Yes
No
50m 기준
감독과 지시
시간지연
독립 수행 5(15)
최소 도움 4(12)
보조의 정도
(보행도구 운반/부축/완전도움)
평지/난이도 있는 보행에서의 도움
중등도 도움 3(8)
최대 도움 2(3)
완전 의존 1(0)

9. Ambulation 보행 / MBI 활동을 치료과제로 활용하기

<table>
<tr><th>활동</th><th>세부활동</th><th>치료과제 예시</th><th>세부과제 예시</th></tr>
<tr><td>보조기 착용하기</td><td>의지, 보조기, 특수신발, 착용하기</td><td>보조기 사용법 교육하기</td><td rowspan="11">기본자세 바꾸기
• 허리 굽히기, 서기
• 신체중심 이동하기
자세 유지하기
• 선 자세 유지하기
손의 섬세한 사용
• 집어 올리기, 잡기
• 조작하기, 놓기
손과 팔의 사용
• 당기기, 밀기, 뻗기
지남력
• 장소 지남력
시공간지각하기
• 공간 내 위치지각
• 깊이 지각
• 지리적 지남력</td></tr>
<tr><td>보행 보조도구</td><td>목발, 지팡이, 보행기 등</td><td rowspan="2">보행 보조도구를 안전하고 효율적으로 사용하기</td></tr>
<tr><td>준비하기</td><td>보행 보조도구 잡기</td></tr>
<tr><td>일어나기</td><td>발 위치 조정하기</td><td>안전하게 일어나기 위한 발 위치시키기</td></tr>
<tr><td rowspan="6">보행하기</td><td rowspan="3">평지걷기</td><td>50m 이상 안전하게 걷기</td></tr>
<tr><td>필요 시 보행 보조도구 사용하여 걷기</td></tr>
<tr><td>보행 보조도구 사용법 알기</td></tr>
<tr><td>울퉁불퉁한 곳 걷기</td><td>바닥이 울퉁불퉁하거나 경사진 곳 걷기</td></tr>
<tr><td>모퉁이 돌기</td><td>오른쪽 왼쪽으로 회전하기</td></tr>
<tr><td>문지방 넘기</td><td>작은 턱부터 높은 턱 넘기</td></tr>
<tr><td>목적지 인지하기</td><td>목적지 인지 후 도착하기</td><td>적절한 위치에 멈춰서기, 길 찾아가기</td></tr>
</table>

Main activity

준비 → 의자차 조작 → 이동 → 위치 잡기

- 의자차 조작
  - 팔걸이, 발 받침, 쿠션위치 조정
- 이동: Even level
  - 평지 이동
  - 50m 이상
- 이동: Uneven level
  - 평평하지 않은 깔개
  - 울퉁불퉁한 지형
- 위치 잡기
  - 코너돌기
  - 회전하기
- 위치 잡기
  - 제한된 공간 (탁자 · 침대 변기 · 가구) 가까이로 조종
  - 좁은 모퉁이

모든 항목의 활동을 안전하고 독립적으로 수행 가능 → 독립 수행 5(5)

Comment : 최소 50m 이동

제한된 공간에서의 이동에 약간의 도움, 지시, 감독을 하면 수행 가능 → 최소 도움 4(4)

Comment : 시간지연, 거리의 제한이 있음 (50m 미만)

제한된 공간에서의 이동에 지속적인 도움을 주면 수행 가능 → 중등도 도움 3(3)

Comment : 의자차 조작과 평지 이동은 가능, 한 명의 보조자 필요

단거리 이동은 가능하나 모든 활동에 도움을 주면 수행 가능 → 최대 도움 2(1)

Comment : 준비활동, 의자차 조작, 이동 및 위치 잡기에 도움 필요

모든 과정에 완전 의존 → 완전 의존 1(0)

9-1. Wheelchair 의자차 / Process mapping

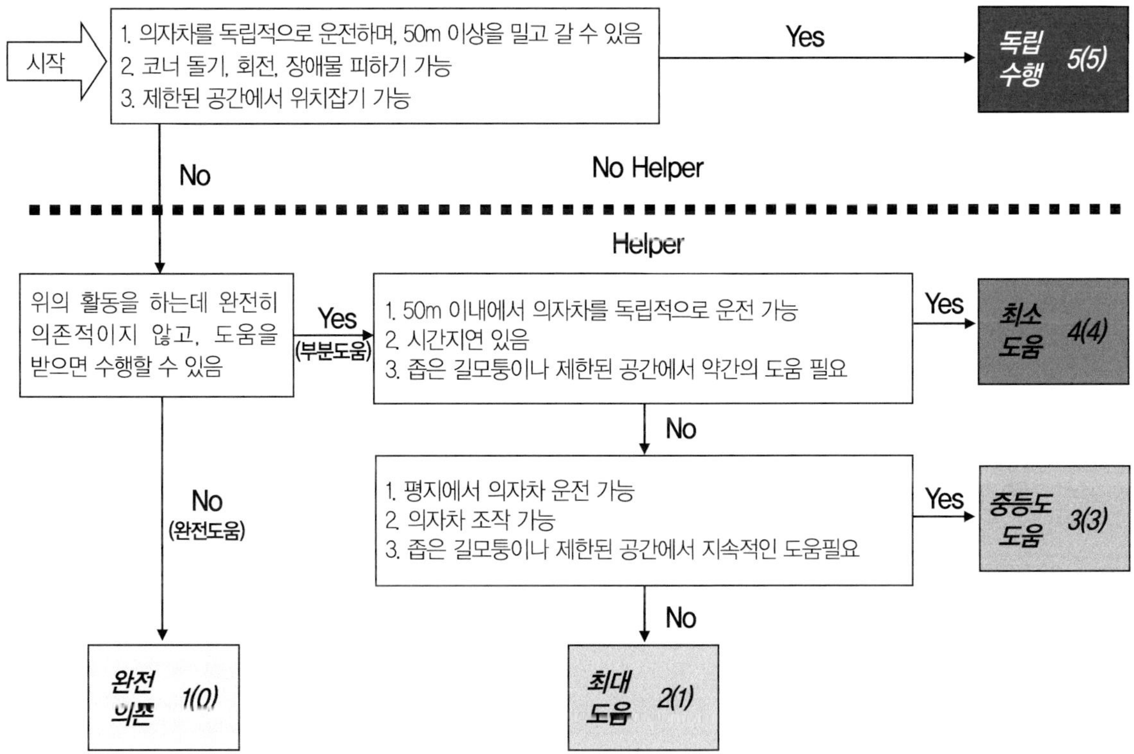

인터뷰로 점수체크 하기

의자차 보행

Main activity

최소 도움 4(4) — *의자차 조작과 이동, 위치잡기를 할 수 있다. (코너 돌기, 회전, 장애물 피하기 포함)*

Yes

50m 기준, 감독과 지시
최소도움(제한된 공간)
시간지연

- 독립 수행 5(5)
- *최소 도움 4(4)*

No

보조의 정도
평지/난이도 있는 이동에서의 도움

- 중등도 도움 3(3)
- 최대 도움 2(1)
- 완전 의존 1(0)

* Question

- 보행이 전혀 불가능한 경우에 평가함
- 50m 기준은 보행과 동일하게 함
- 이동은 가능한데 의자차 조작이 되지 않는 경우 최대 도움

9-1. Wheelchair 의자차 / MBI 활동을 치료과제로 활용하기

활동	세부활동	치료과제 예시	세부과제 예시
준비하기	팔걸이(arm rest), 쿠션 위치조정하기	팔걸이 위치 조정하기 쿠션 위치 조정하기	**자세 유지하기** • 앉은자세 유지하기 • 머리자세 유지하기 **손과 팔의 사용** • 당기기, 밀기, 뻗기 **손의 섬세한 사용** • 잡기, 조작하기, 놓기 **손이나 팔로 돌리거나 비틀기** • 상지 전체를 돌리기 활동 • 팔꿈치 아래를 돌리기 활동 **다리로 물건 옮기기** • 다리로 밀기
의자차 조작하기	브레이크 풀고 잠그기	브레이크 밀기, 당기기 등 의자차 세부 조작하기	
이동하기	평지 이동하기	평지 50m 이상 이동하기	
	모퉁이 돌기	오른쪽, 왼쪽으로 모퉁이 돌기	
	회전하기	제자리에서 오른쪽, 왼쪽으로 회전하기	
	울퉁불퉁한 지형 이동하기	깔개가 깔린 곳이나 보도 블럭 이동하기	
	제한된 공간 이동하기	가구주위(침대, 탁자), 화장실 등 좁고 제한된 공간에서 휠체어 위치시키기	
위치잡기	탁자, 침대 등 원하는 위치에 도달하기	다음 동작을 고려하여 안전하고 효율적인 위치교육	

10. Chair-Bed transfer 의자-침대 이동 / 활동분석

Main activity

1. **접근**
   - 의자차를 침대에 접근시키기
2. **휠체어 조작하기**
   - 브레이크 잠그기
   - 발 받침 들어올리기
   - 팔걸이 올리기
3. **자세 취하기**
   - 의자차 앞쪽으로 이동하여 앉기
   - 발 위치 조정하기
4. **보조 도구 이용**
   - 보조도구 위치 파악하기
   - 슬라이딩보드 위치 시키기
5. **이동 하기**
   - 일어나기
   - 회전하기
   - 돌기(Pivot)
   - 앉기

설명	수준	점수
모든 항목의 활동을 안전하고 독립적으로 수행 가능 Comment : 보조도구 사용가능(sliding board, bar 등)	독립 수행	5(15)
자신감, 안전을 위한 감독 필요 Comment : 보조도구 사용 가능(sliding board, bar 등)	최소 도움	4(12)
이동 동작의 어느 과정에서도 도움을 주면 수행 가능	중등도 도움	3(8)
모든 단계에서의 최대한의 도움 필요	최대 도움	2(3)
모든 과정에 완전 의존	완전 의존	1(0)

10. Chair-Bed transfer 의자-침대 이동 / Process mapping

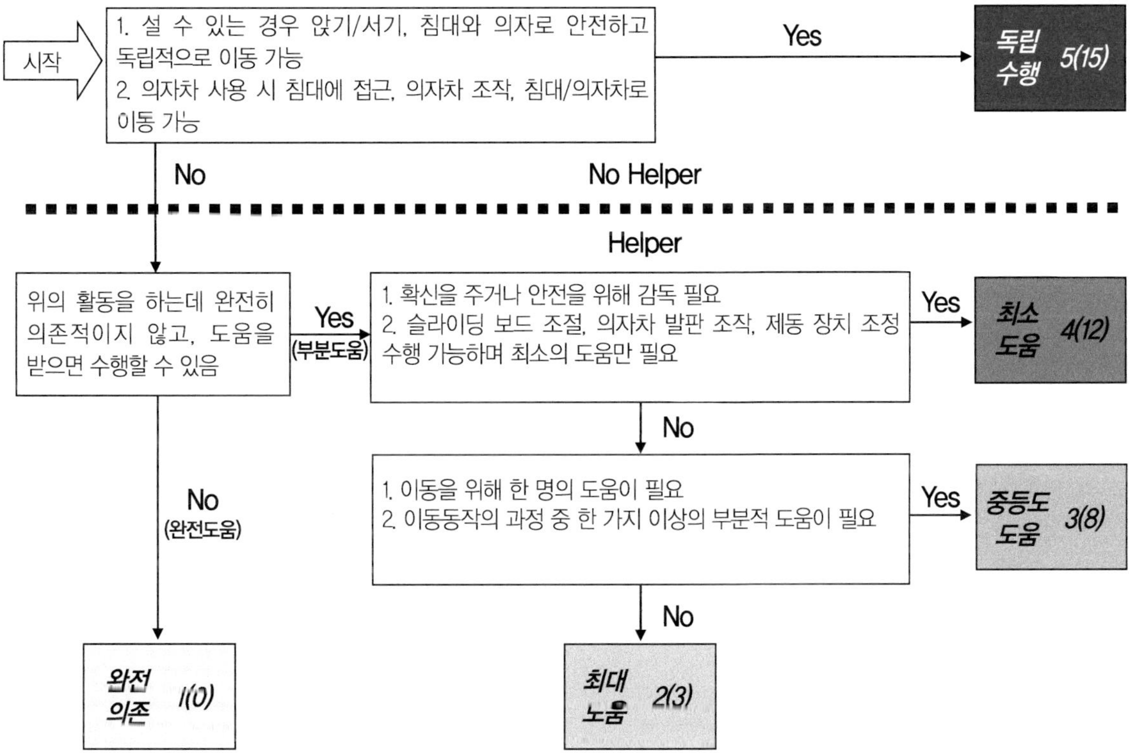

인터뷰로 점수체크 하기

의자-침대 이동

Main activity

최소 도움 4(12)

이동하려는 장소로 접근하여 옮겨 앉을 수 있다.
(의자차 사용시: 의자차 접근하여 위치시키기, 브레이크/발판조작, 보조도구 사용 포함)

Yes

안전을 위한 감독과 지시

- 독립 수행 5(15)
- *최소 도움 4(12)*

No

보조의 정도 (부분적/최대/완전)
보조자 명수 (1/2명)

- 중등도 도움 3(8)
- 최대 도움 2(3)
- 완전 의존 1(0)

* Question

– 의자차 사용과 보행 가능 여부에 따라 점수 차이는 없음. 활동 시 독립성과 보조 정도로 점수 체크

활동	세부활동	치료과제 예시	세부과제 예시
접근하기	이동할 곳을 정확히 인지하기	의자차나 자신의 몸이 들어갈 만한 공간의 크기 파악하기	**자세 바꾸기와 유지하기** • 기본자세 바꾸기 • 자세유지하기 • 자리이동하기 **물건 들어올리기와 나르기** • 들어올리기 • 손으로 나르기 • 팔로 나르기 • 물건 내려놓기 **손의 섬세한 사용** • 집어 올리기 • 잡기 • 조작하기 • 놓기 **손과 팔의 사용** • 당기기 • 밀기 • 뻗기 • 손이나 팔을 돌리거나 비틀기 • 던지기 • 잡기 **걷기와 이동하기** • 걷기 • 이동하기
	휠체어나 몸을 이동할 곳 근처로 적절히 이동하기	안전하고 효율적으로 이동하기	
휠체어/ 슬라이딩 보드 조작하기	휠체어의 팔걸이(arm rest)나 발 받침(foot plate) 올리고 내리기	팔걸이(arm rest), 발 받침(foot plate) 위치 시키기, 사용방법 알려주고 반복하여 숙지하기	
	슬라이딩 보드를 적절한 곳에 위치 시키기	안전하고 효율적으로 이동하기	
자세 취하기	휠체어 앞쪽으로 이동하여 앉기	신체 중심을 앞으로 이동하여 몸을 움직이기	
	발 위치 조정하기	발이 꼬이지 않도록 적절한 위치 조정법 교육하기	
이동하기	일어나기	손을 사용하여 일어나기	
		손을 사용하지 않고 일어나기	
	회전하기	앉은 상태에서 돌기(pivot) 연습하기	
		선 상태에서 돌기 연습하기	
	슬라이딩보드 이용하여 이동하기	적절한 위치에 슬라이딩 보드 위치하여 안전하게 이동하기	
자세 취하기	이동 후 앉기	안전하고 깊숙하게(침대, 휠체어) 앉기	**보조도구 사용**

SCIM-Ⅲ

Spinal Cord Independence Measure-Ⅲ

Scoring Guide

1. SCIM-Ⅲ의 개요

기능 손상의 특성과 변화가 일어나는 상황을 고려하여 독립수준을 평가하기 위해서는 질환의 특성을 고려한 일상생활 활동 평가도구의 선택이 매우 중요하다. 특히 척수손상 환자의 경우에는 인지장애가 없는 반면 손상레벨에 따라 기능상의 차이가 매우 크기 때문에 이를 반영할 수 있는 평가도구를 선정하였을 때 기능회복과 일상생활에서의 독립성을 비교적 정확하게 검사할 수 있게 된다. 예를 들어 상위 경추 손상의 경우 전신의 약증 뿐 아니라 호흡기능과 욕창이 중재의 주요 영역이 되겠지만, 하위 흉추 손상의 경우는 독립적인 이동(휠체어 또는 보행)과 배뇨 관리가 중재의 초점이 될 수 있다.

이러한 이유로 재활치료 환자의 기능평가를 위해 많이 사용되고 있는 MBI와 FIM의 단점을 보완하여 Quadriplegia Index of Function (QIF), Spinal Cord Indepence Measure 등이 개발되었는데 QIF는 사지마비 환자에게 적용되는 제한이 있어 이후에 Loewenstein 재활병원에서 하지마비 환자를 포함하여 평가할 수 있도록 SCIM이 개발되었다. Catz 등(2001)은 척수손상환자를 손상 형태에 따라 분류하여 입원시부터 6개월 동안 SCIM과 FIM을 주기적으로 평가하여 기능 변화율을 측정하여 비교하였다. 그 결과 새로 개발된 SCIM은 기존 사용하던 FIM보다 척수손상환자의 기능 변화에 더 민감한 것으로 나타났다. 국내에서도 나승용 등이 SCIM을 한글판으로 번안하여 사용하였고 FIM과 비교했을 때에도 SCIM의 민감도가 유의하게 높은 것으로 나타났다. 이후 Catz 등(2001)은 기존 평가항목 중 낮은 검사자간 일치도를 보인 일부 항목을 수정하여 SCIM-Ⅱ로 개정하였고, 국내에서도 한글판으로 번안되어 사용되었다. 2007년 Catz 등은 국제적으로 사용될 수 있도록 6개국의 척수손상 환자를 대상으로 신뢰도와 타당도 연구를 실시하여 다양한 문화권에서도 사용 가능하도록 수정하였다. 국내에서는 2009년 박경영 등에 의해 SCIM-Ⅲ가 번안되고 표준화되어 검사자간 신뢰도와 타당도를 제시하였다.

2. SCIM-Ⅲ 의 채점 기준

- SCIM-Ⅲ는 임상 관찰에 의해 평가되는 것이 원칙이나, 차트를 참고하거나 또는 임상적 협의가 필요할 때 항목을 채점하는 데에도 사용될 수 있다. 19개 항목 각각은 72시간 이내에 평가해야 하고 모든 항목에 답해야 한다. 문항 중 '측정 불가(NT)'가 포함되어 있으면 안된다.

- SCIM-Ⅲ 수행에 필요한 예상 시간은 약 30-45분이다.

- 평가는 입원 후 72시간 이내에 실시하고 퇴원 후 72시간 이내에 추가적으로 상태를 평가하는 것을 가이드 하고 있다.

- 총 19개의 항목에 대해 3개의 하위 카테고리로 분류되어 있으며 총점은 100점이다.

- 일상생활 및 생활 지원 활동의 기본적인 활동을 완료하기 위해 도움이 덜 필요하거나 독립적인 환자일수록 점수가 높다.

1. SCIM-Ⅲ (Spinal Cord Independence Measure-Ⅲ) 점수 체계

분류	항 목		점수
자가관리 (6 항목) /20점	식사하기		3
	목욕하기	상체	3
		하체	3
	옷 입고 벗기	상의 입기	4
		하의 입기	4
	치장하기		3
호흡과 괄약근 관리 (4 항목) /40점	호흡		10
	괄약근 조절-배뇨		15
	괄약근 조절-배변		10
	용변처리		5
이동 (9 항목) /40점	침실 욕실	침상 동작과 욕창방지를 위한 동작	6
		이동: 침대-휠체어	2
		이동: 침대-변기-욕조	2
	실내 실외 높낮이 이동	실내 이동	8
		중등도 거리 이동(10~100m)	8
		실외 이동(100m 이상의 이동)	8
		계단 이동	3
		이동: 휠체어-자동차	2
		이동: 바닥-휠체어	1
총점			100

2. 항목별 점수의 가중치

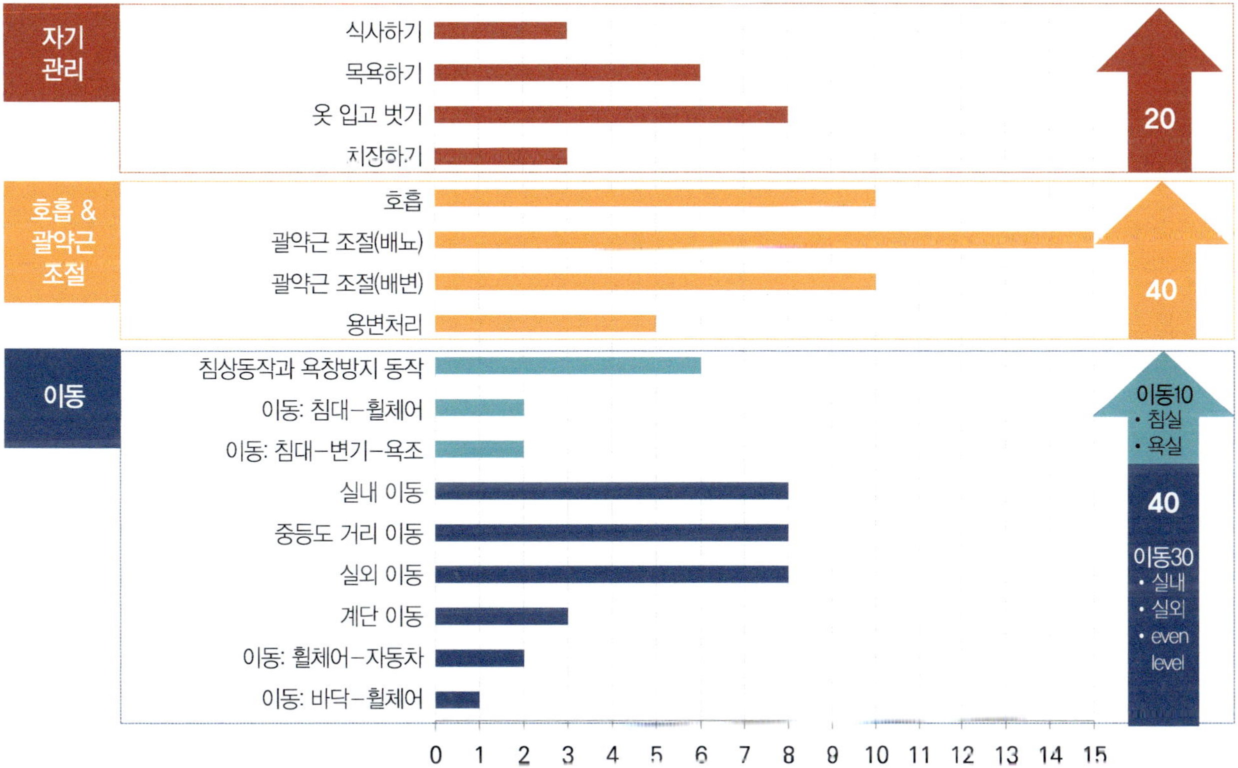
자기 관리
식사하기
목욕하기
옷 입고 벗기
치장하기
20
호흡 & 괄약근 조절
호흡
괄약근 조절(배뇨)
괄약근 조절(배변)
용변처리
40
이동
침상동작과 욕창방지 동작
이동: 침대-휠체어
이동: 침대-변기-욕조
실내 이동
중등도 거리 이동
실외 이동
계단 이동
이동: 휠체어-자동차
이동: 바닥-휠체어
이동10
• 침실
• 욕실
40
이동30
• 실내
• 실외
• even level
0 1 2 3 4 5 6 7 8 9 10 11 12 13 14 15

3. 점수척도별 수행기준 : 3점 척도

	Transfer (침대-휠체어)	Transfer (침대-변기-욕조)	Transfer (휠체어-자동차)
2 독립수행	- 휠체어 위치 조절, 브레이크 조작, 발판 올리기, 발 옮기기, 팔걸이 제거 및 조정, 옮겨 앉기 독립 수행	- 휠체어 위치 조절, 브레이크 조작, 발판 올리기, 발 옮기기, 팔걸이 제거 및 조정, 변기와 목욕하는 장소(욕조나 목욕의자)로 옮겨 앉기 독립 수행	- 차에 가까이 대기, 브레이크 잠그기, 발판과 팔걸이분리, 차/휠체어로 이동, 휠체어를 차로 싣고 밖으로 꺼내기 독립 수행
1 보조도구 감독 도움	- 보조도구(슬라이드 보드 등)를 사용하여 독립 수행 - 감독 또는 부분적인 도움	- 보조도구 사용한 수행(슬라이드보드 등)이나 특별한 세팅(안전손잡이 등) 하에 독립 수행 - 감독 또는 부분적인 도움	- 보조도구 사용하여 독립 수행 - 감독 또는 부분적인 도움
0 완전의존	- 완전한 도움	- 완전한 도움	- 완전한 도움
Tip	- 이동 리프트를 주도적으로 사용하거나 독립적으로 사용하여 이동: 1점	- 변기와 목욕하는 장소로 이동의 점수가 각기 다를 경우 낮은 점수로 채점	- 개조된 차를 이용하여 독립적으로 수행하는 경우: 1점

* 각 항목은 주로 수행하는 장소에서 평가하고 특별한 상황(여행 장소 등)에서는 평가하지 않음

4. 점수척도별 수행기준 : 4점 척도

	Eating 식사하기	Bathing 목욕하기	Grooming 치장하기	Stair 계단오르기
3 독립수행	- 먹기, 마시기, 음식물 자르기, 캔 열기, 음료 따르기 등을 독립 수행	- 비누칠하기, 씻기, 몸과 머리 말리기, 수도, 샤워기 다루기 등을 안전하게 독립 수행	- 손과 얼굴 씻기, 양치질, 머리 빗기, 면도, 화장하기 등을 보조도구 없이 독립 수행	- 정상적인 방법으로 일반계단을 최소 3계단 이상 오르내리기를 독립 수행
2 보조도구 Set-up	- Set up과 보조도구 사용하여 독립적 수행 - 음식물 자르기, 캔 열기, 음료 따르기 도움	- 독립수행(보조도구) : 의자/ 손잡이 /목욕의자	- 독립수행(보조도구) : universal cuff, adaptive comb	- 독립수행(보조도구) : 난간 , 목발, 지팡이로 최소 3계단 이상 오르내리기
1 감독 도움	- 부분적인 도움 - 보조도구 착용 도움	- 부분적인 도움 - 안전을 위한 지속적인 감독은 도움으로 간주함	- 부분적인 도움	- 부분적인 도움 또는 감독
0 완전의존	- 완전한 도움 - 비경구식 섭취 (비위관 영양, 위관영양)	- 완전한 도움	- 완전한 도움	- 완전한 도움 - 둔부나 휠체어를 이용하여 계단 오르기와 내려가기를 한다면 '0'점
Tip	이동 능력 평가하지 않음	욕조, 샤워부스로 이동 능력 평가하지 않음	평소 사용하던 도구와 환경 고려(화장, 면도)	연습용이 아닌 일반 계단 사용 능력 평가

* 각 항목은 주로 수행하는 장소에서 평가하고 특별한 상황(여행 장소 등)에서는 평가하지 않음

SCIM-Ⅲ

Spinal Cord Independence Measure-Ⅲ

Instructions

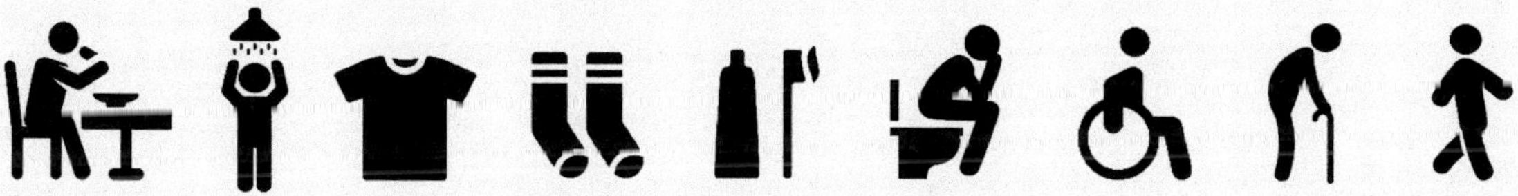

1. Feeding 식사하기

활동 분석

Set-up (음식물 자르기, 캔 열기, 음료 따르기)

먹기	컵 사용	음식물 자르기	캔 열기	음료 따르기

점수 척도

척도	점수	내용
완전 독립	3	- 모든 활동을 독립적으로 수행함 - 보조도구/특별한 세팅 필요 없음
보조도구 Set-up	2	- 보조도구 이용(universal cuff, C-bar spoon, 카멜백 컵, 맞춤형 컵 등)하여 독립적인 수행 - 먹기 좋도록 Set up가능(음식물 자르기, 캔 열기, 음료 따르기 도움 가능)
부분적 도움	1	- 식사하는 과정(음식물 먹고 음료 마시기 등)에 부분적인 도움 - 보조도구 착용 도움
완전 의존	0	- 완전한 도움 - 비경구식 섭취(비위관 영양, 위관 영양 등)

검사자 Tip

- 식당이나 먹는 장소로의 이동 능력은 평가하지 않음
- 컵 사용은 액체가 담겨있는 컵으로 마시기 활동을 의미

2. Bathing 목욕하기

활동 분석

A. 상체 / B. 하체 → 비누칠 하기 | 씻기 | 몸과 머리 말리기 | 수도, 샤워기 다루기

점수 척도

점수		내용
완전 독립	3	– 모든 활동을 독립적으로 수행함 – 보조도구/특별한 세팅 필요 없음

adss ↓

점수		내용
보조도구 Set-up	2	– 보조도구 이용하여 수행 : long handled sponge, 특수 샤워기 등 – 특별한 세팅 : 손잡이/ 목욕의자/목욕 휠체어 등 사용하여 독립적 수행 *adss: assist device and special setting

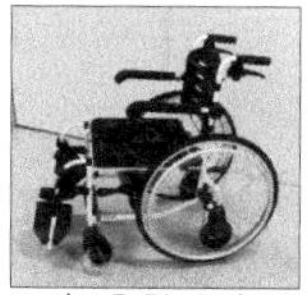

〈목욕휠체어〉

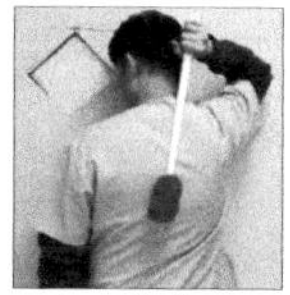

〈long handled sponge〉

Helper ↓

점수		내용
부분적 도움	1	– 부분적인 도움 – 안전을 위한 지속적인 감독은 도움으로 간주함(물 온도 체크 등)
완전 의존	0	– 완전한 도움

검사자 Tip

- 욕조, 샤워부스로 이동 능력 평가하지 않음

활동 분석

A. 상체 / B. 하체 → 입기 | 벗기 | 신기

(옷 입는 장소로의 이동, 서랍과 옷장에서 옷을 가져오기 위한 이동 과정은 점수에 포함되지 않음)

* 의류: 옷, 신발, 보조기 등
* 보조도구: 맞춤형 의복, button hook, reacher, dressing stick, zipper pulls 등
* 특별한 세팅: overhead loop, 침대 난간, 특정한 곳(휠체어, 매트 등) 에서만 입을 수 있는 경우

점수 척도

점수		내용
완전 독립	4	- 모든 종류의 옷을 독립적으로 입음 - 보조도구/특별한 세팅 필요 없음
여밈장치 도움	3	- 보조도구나 특별한 세팅 없이 단추, 지퍼, 끈 없는 옷은 독립적으로 입음 - 단추, 지퍼, 끈: 도움/보조도구/특별한 세팅 필요
보조도구 특별한 세팅	2	- 보조도구나 특별한 세팅에서 단추, 지퍼, 끈 없는 옷은 독립적으로 입음
부분적 도움	1	- 단추, 지퍼, 끈 없는 옷을 부분적 도움으로 입음
완전 의존	0	- 옷 입기 시 완전한 도움 필요

검사자 Tip

- 환자분이 독립적으로 입을 수 있는 기능을 가졌으나 항상 도움을 받아 옷을 입는 경우 도움으로 간주
- 발병 후 단추, 지퍼, 끈 등의 사용한 경험이 없는 경우, 현재의 기능 수준에 따라 수행여부를 고려하여 채점해야 함

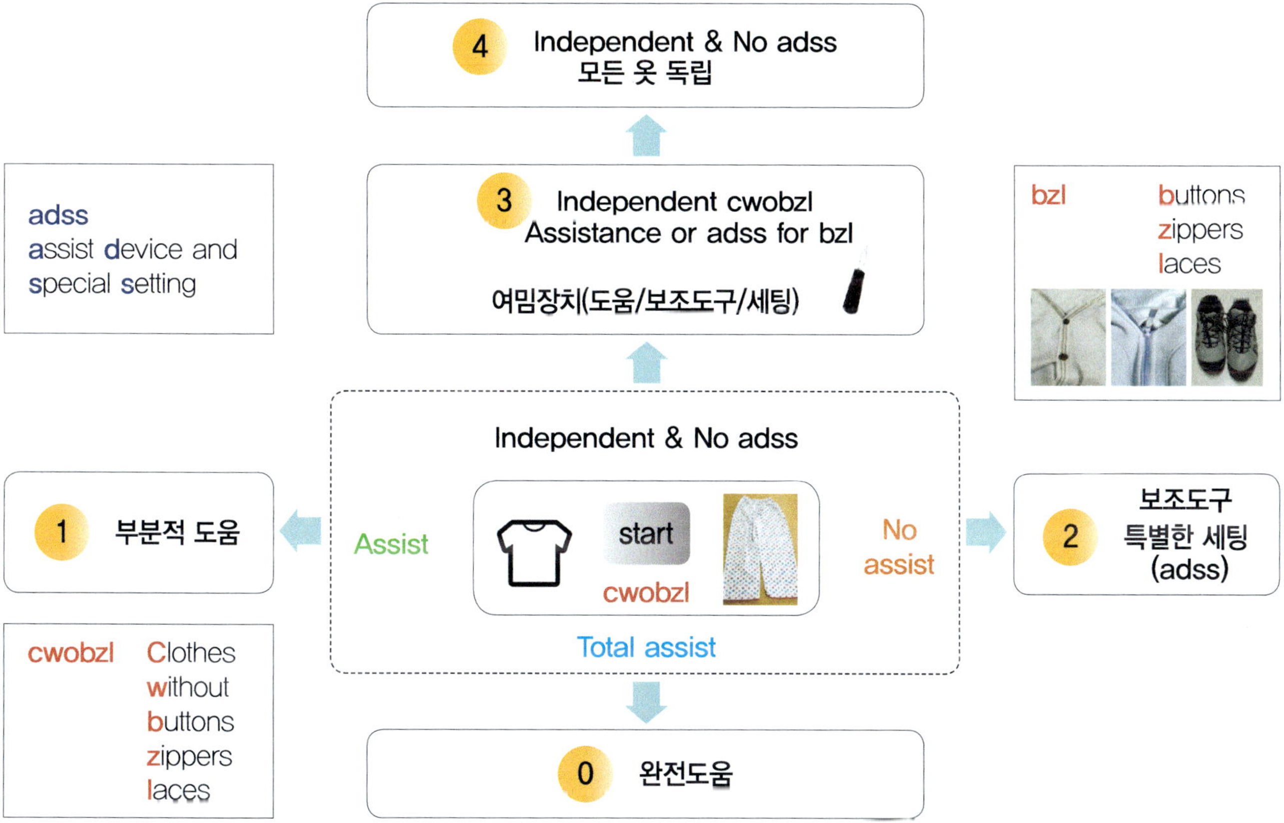
4 Independent & No adss
모든 옷 독립
adss
assist device and
special setting
3 Independent cwobzl
Assistance or adss for bzl
여밈장치(도움/보조도구/세팅)
bzl
buttons
zippers
laces
Independent & No adss
1 부분적 도움
Assist
start
cwobzl
No
assist
2 보조도구
특별한 세팅
(adss)
Total assist
cwobzl
Clothes
without
buttons
zippers
laces
0 완전도움

활동 분석

손과 얼굴 씻기 | 양치질 | 머리빗기 | 면도 | 화장하기

점수 척도

점수	설명
완전 독립 3	- 모든 활동을 독립적으로 수행함 - 보조도구/특별한 세팅 필요 없음
ad ↓	
보조 도구 2	- 보조도구(universal cuff, adaptive comb 등)를 이용하여 독립적 수행 *ad: assist device
Helper ↓	
부분적 도움 1	- 부분적인 도움
완전 의존 0	- 완전한 도움

검사자 Tip

- 치장하기를 위한 활동과 도구(칫솔, 빗, 면도기, 화장 브러시)를 다룰 수 있어야 함
- 치장하기 했던 익숙한 환경에서 평가함

5. Respiration 호흡

활동 분석

자가 호흡 | 호흡 보조기구 사용

점수 척도

점수	내용
10	- 도움을 주거나 장치 없이 독립적인 호흡
8	- 기침을 유발하거나 기침에 약간의 도움 필요함
6	- 기침에 많은 도움이 필요하고 호흡을 위해 산소, 마스크(peep) 또는 간헐적으로 인공호흡기가 필요함
4	- 기침이나 기도삽입관 관리에 적은 도움 필요함
2	- 산소가 필요하고, 기침이나 기도 삽입관 관리에 많은 도움 필요함
0	- 영구적이거나 간헐적 인공호흡기 필요

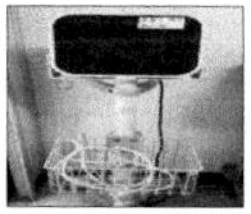

인공호흡기

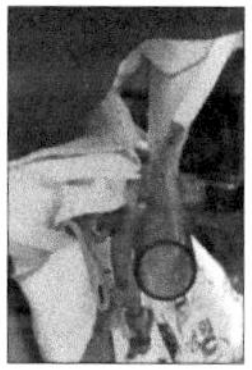

Tracheal tube

활동 분석

괄약근 조절 – 배뇨

* 잔뇨량 : 소변을 배출한 후 방관에 남아있는 소변의 양
* 외부적 배뇨 도구(edi : external drainage instrument)
  : 신체 외부에서 소변을 처리하는 도구(콘돔형 도뇨관, 성인용 기저귀)
* 방광에서 소변을 배출시키는 배뇨 도구(catheter : 간헐적/유치도뇨관)

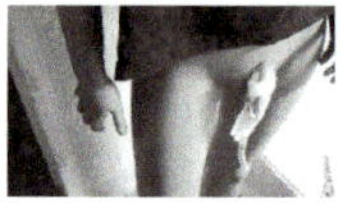

콘돔형 도뇨관

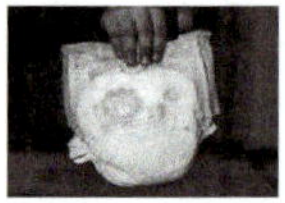

성인용 기저귀

점수 척도

배뇨 상태	자연 배뇨	자연 배뇨	규칙적인 도뇨(CIC)	규칙적인 도뇨(CIC)	규칙적인 도뇨(CIC)	불규칙적 도뇨	유치 도뇨관
잔뇨량	100cc 미만	100cc 미만	100cc 미만	100cc 미만	100cc 미만	100cc 이상	
도움 유/무	도움 필요 없음	도움 필요 없음	도움 필요 없음	도움 필요 없음	도움 필요	완전 도움	
배뇨도구 사용	edi 미사용	edi 사용 (요실금)	edi 미사용	edi 사용 (요실금)		배뇨도구 불규칙 사용	
	Score 15	Score 13	Score 11	Score 9	Score 6	Score 3	Score 0

검사자 Tip

이동하기, 자세잡기 등은 점수에 반영되지 않음

3점: 유치 도뇨를 사용하지 않고, 잔뇨량이 높음(잔뇨량 100cc 이상), 손으로 방광을 자극을 주어 자연 배뇨하는 환자가 잔뇨량이 많거나 잔뇨량을 모르는 경우

9점: 잔뇨량 100cc 미만으로 도움없이 규칙적인 도뇨를 하고 요실금으로 외부적 배뇨 도구가 필요

11점: 규칙적인 도뇨를 시행하며 요실금이 없는 상태로 외부적 배뇨 도구가 필요 없음

7. Sphincter management – Bowel 괄약근 조절 – 배변

활동 분석

괄약근 조절 – 배변

* 배변 주기와 실변에 관한 평가
* 변비: 3일에 1회 미만, 불규칙적인 배변

점수 척도

배변 상태	규칙적인 배변 실변 없음	규칙적인 배변 가끔 실변 있음		불규칙적인 배변 실변/변비 있음
실변 횟수	없음	1달에 2번 미만		1달에 2번 이상
도움 유/무	도움 필요 없음		도움 필요 (좌약 등)	불규칙적인 배변/변비
	Score 10	Score 8	Score 5	Score 0

검사자 Tip

- 이동능력, 회음부 위생, 옷 입고 벗기는 점수에 반영되지 않음

8. Use of toilet 용변처리

활동 분석

회음부 위생 | 옷 입고 벗기 | 기저귀 등 처리

* 보조도구: 배변/배뇨 보조기구(Portable bidet, toilet aids 등)
* 특별한 세팅: 코모도, 안전장치(예:손잡이) 등

점수 척도

단계	점수	내용	
완전 독립	5	- 독립적으로 용변처리 - 보조도구/특별한 세팅 필요 없음	
adss ↓			
보조도구 특별한 세팅	4	- 보조도구나 특별한 세팅에서 독립적으로 용변처리함 *adss: assist device and special setting	
Helper ↓			
부분적 도움	2	- 회음부 위생은 독립적으로 가능함	부분적 도움 필요 - 옷 입고 벗기 - 화장지/기저귀 사용 - 보조도구 사용
부분적 도움	1	- 회음부 위생 수행 어려움	
완전 의존	0	- 용변처리 시 완전한 도움 필요	

검사자 Tip

- 침대에서 완전히 독립적으로 용변 처리하는 경우 4점으로 간주
- 대변을 침상이나 코모도에서 도움을 받아 처리하는 경우에는 도움 수준에 따라 점수

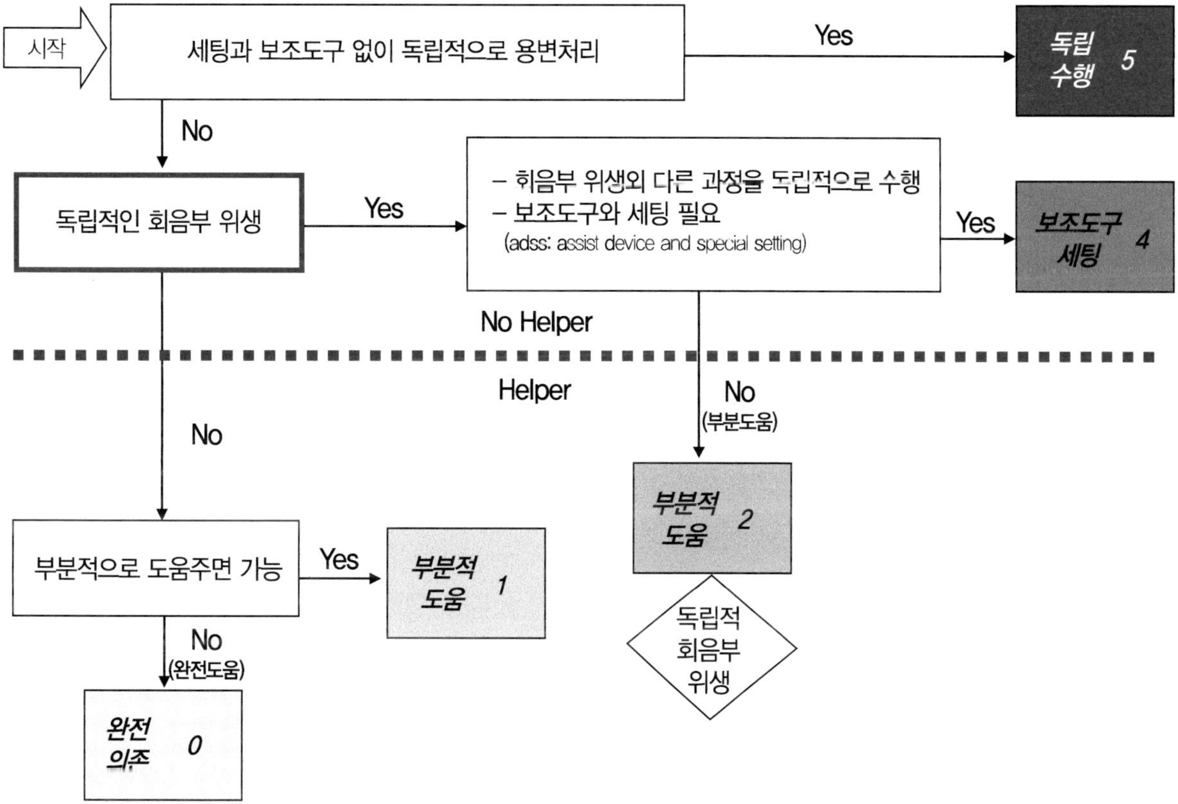
시작
세팅과 보조도구 없이 독립적으로 용변처리
Yes
독립 수행 5
No
독립적인 회음부 위생
Yes
- 회음부 위생외 다른 과정을 독립적으로 수행
- 보조도구와 세팅 필요
(adss: assist device and special setting)
Yes
보조도구 세팅 4
No Helper
Helper
No
(부분도움)
부분적 도움 2
독립적 회음부 위생
No
부분적으로 도움주면 가능
Yes
부분적 도움 1
No
(완전도움)
완전 의존 0

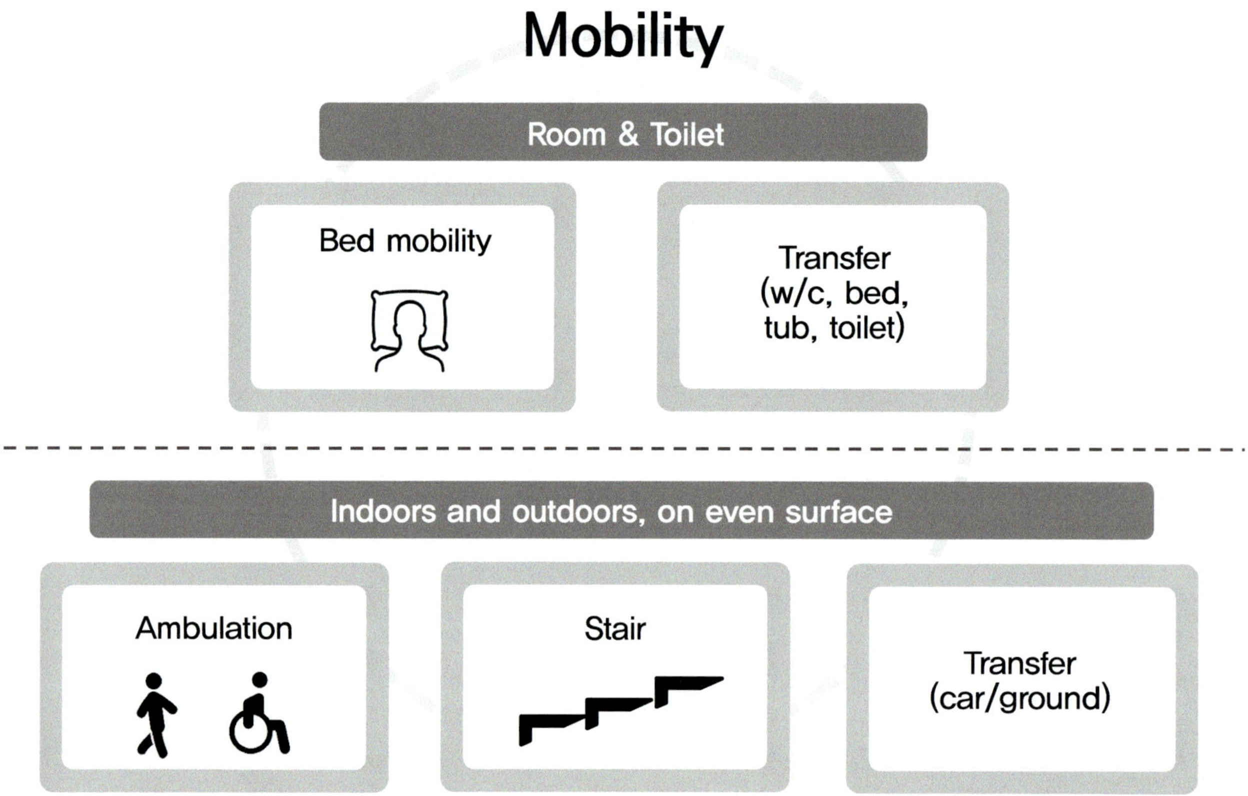
Mobility
Room & Toilet
Bed mobility
Transfer (w/c, bed, tub, toilet)
Indoors and outdoors, on even surface
Ambulation
Stair
Transfer (car/ground)

침상동작과 욕창방지를 위한 동작

활동 분석

침대에서 상체 돌리기	침대에서 하체 돌리기
침대에서 누워있다 앉기	휠체어에서 엉덩이 들기

점수 척도

구분	점수	내용
완전 독립	6	– 침상 동작과 둔부이 압력을 없애는 동작을 독립적으로 수행
부분 수행	4	– 도움 없이 두 개나 세 개의 동작을 수행
부분 수행	2	– 도움 없이 한 동작을 수행
완전 의존	0	– 모든 활동에서 도움이 필요

검사자 Tip

- '도움 없음'은 물리적 도움 없고 전동으로 된 도구(전동 침대, 전동 휠체어 등)를 사용하지 않고 침상동작과 욕창방지를 위한 동작을 할 수 있는 것을 의미함
- 침상동작에서 침대 난간, 휠체어 팔걸이(side of a wheelchair)는 사용할 수 있으며, 오버헤드 루프 (overhead loop) 또는 침대 끈 (strap)을 이용하여 움직일 수 있음
- 침상동작 모든 항목을 수행하고, 휠체어 시트에서 둔부를 완벽하게 들어 올릴 수 있거나 좌, 우측 둔부 교대로 안전히 체중지지가 없도록(unweight) 움직일 수 있으면 6점

10. Transfers: bed-wheelchair

이동하기: 침대-휠체어

수행항목	침대-휠체어 이동하기

점수 척도

	점수	
완전 독립	2	- 휠체어 위치 조절, 브레이크 조작, 발판 올리기, 발 옮기기, 팔걸이 제거 및 조정, 옮겨 앉기
ad + helper ↓		
도움, 감독 보조도구	1	- 보조도구(슬라이드 보드 등) 사용한 독립적 수행 - 감독 또는 부분적인 도움 *ad: assist device
완전 의존	0	- 완전한 도움

〈이동 리프트〉

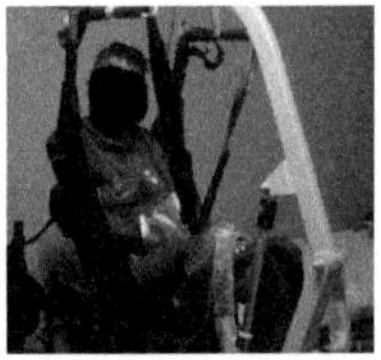

검사자 Tip

- 이동 리프트를 환자가 주도적으로 사용하거나 독립적으로 사용하여 이동은 1점
- 수동적 리프트 이동은 0점

11. Transfers: wheelchair-toilet-tub

이동하기: 휠체어-변기-욕조

수행항목	침대-변기-욕조 이동하기

점수 척도

	점수	
완전 독립	2	- 특별한 세팅과 보조도구 없이 독립적 이동(변기/목욕장소로의 이동)
adss + helper ↓		
도움, 감독 보조도구	1	- 특별한 세팅(안전 손잡이 등)나 보조도구 (슬라이드 보드 등) 사용한 독립적 수행 - 감독 또는 부분적인 도움 *adss: assist device and special setting
완전 의존	0	- 완전한 도움

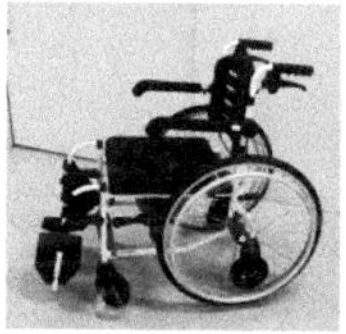

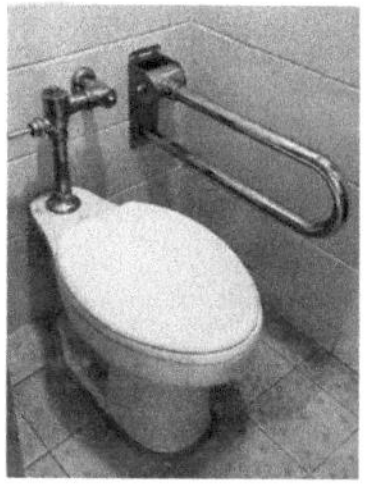

검사자 Tip

- 변기와 목욕하는 장소(욕조나 욕조 의자 등)로 이동의 점수가 각각 다를 경우 낮은 점수로 채점
- 목욕장소는 bottom of a bathtub, shower bench, shower chair or bath board 등 수행하는 장소에서 평가

이동하기: 실내, 중등도 거리, 실외

수행항목	실내 이동	중등도 거리 이동	실외 이동

점수 척도

독립
- 8점 – 보조기 필요 없음
- 7점 – 다리 보조기만 필요

독립
- 6점 – 한 개의 지팡이로 걸음
- 5점 – 목발이나 지팡이 2개를 잡고 상호교대적 보행(reciprocal gait)
- 4점 – 워커를 잡고 걷거나 목발을 이용하여 스윙 패턴(swing pattern)보행

보조
- 3점 – 걷는 동안 감독이 필요(보조도구가 필요하거나 필요하지 않음)

독립
- 2점 – 수동 휠체어를 독립적으로 이동

보조
- 1점 – 전동 휠체어가 필요하거나 수동 휠체어로 이동에 부분적인 도움이 필요

의존
- 0점 – 완전한 도움 필요

검사자 Tip

- 보행패턴보다 보조도구 종류가 점수 판정시 우선됨(워커를 사용하면 5점이 아닌 4점을 받음)
- 실외이동 항목에서 수동휠체어로 이동하나 특정지형(잔디 또는 경사지) 이동에서 도움이 필요한 경우 1점에 해당함
- 보행과 휠체어를 모두 사용하는 경우에는 일상에서 주로 수행하는 방법과 안전도를 고려하여 항목(실내이동, 중간거리이동, 실외이동) 점수 산정. 예를 들어 실내이동에서는 안전하게 걷지만 중간거리, 실외이동에서 안전하게 걷기 어려워 휠체어로 이동하면 실내이동은 걷기, 중간거리 및 실외이동은 휠체어 이동으로 간주하여 채점

계단 이동하기

수행항목	계단 오르내리기

점수 척도

점수		내용	
완전 독립	3	- 다리로 걸어서 최소 3계단 이상 오르내리기 독립적으로 수행	
adss + helper ↓			
보조도구 특별한 세팅	2	- 보조도구(난간 , 목발, 지팡이 등) 사용하여 독립적으로 최소 3계단 이상 오르내리기 가능 *adss: assist device and special setting	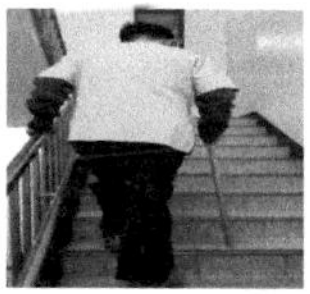
부분적 도움	1	- 부분적인 도움 또는 감독	
완전 의존	0	- 완전한 도움 - 엉덩이로 계단을 올라가거나 휠체어를 이용하여 계단 오르기와 내려가기를 한다면 '0'점	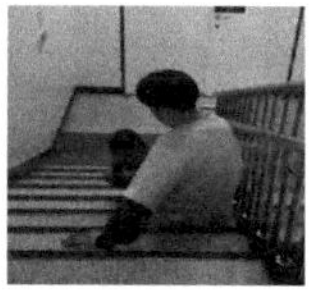

검사자 Tip

- 연습용이 아닌 일반 계단 사용 능력 평가
- 다리로 계단 걷기의 능력 평가

이동하기: 휠체어-자동차

수행항목	휠체어-자동차 이동하기

점수 척도

구분	점수	내용
완전 독립	2	- 차에 가까이 대기, 브레이크 잠그기, 발판과 팔걸이 분리, 차/휠체어로 이동, 휠체어를 차로 싣고 밖으로 꺼내기가 모두 독립적으로 수행
ad + helper ↓		
도움, 감독 보조도구	1	- 보조도구 사용한 독립적 수행 - 개조된 차를 이용하여 독립 수행이 가능한 경우 - 감독 또는 부분적인 도움 *ad: assist device
완전 의존	0	- 완전한 도움

〈휠체어 싣는 보조기기〉

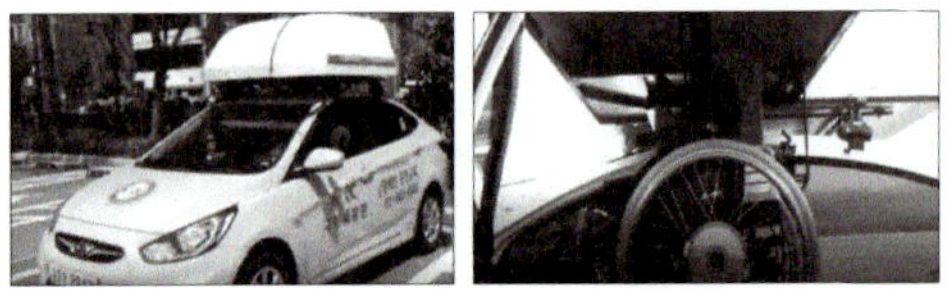

검사자 Tip

- 차량으로 이동하거나 휠체어를 싣기 어려워 개조된 차를 이용하는 경우 1점
- 일반차에서 이동하거나 휠체어 싣고 내리기 가능하나 편의성을 위해 개조된 차를 사용하는 경우 2점

이동하기: 바닥-휠체어

수행항목	바닥-휠체어 이동하기

점수 척도

점수		내용
완전 독립	1	- 보조도구를 사용하거나 사용하지 않거나 독립적으로 바닥에서 휠체어로 이동함

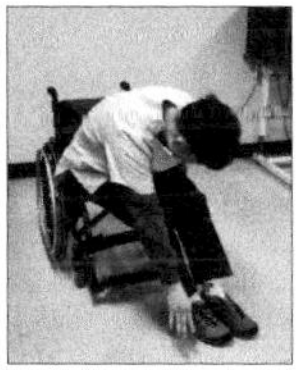

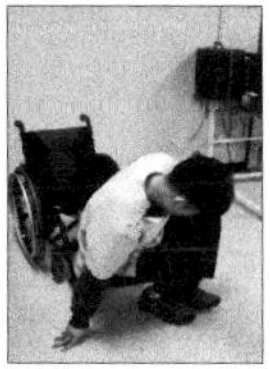

helper ↓

점수		내용
완전 의존	0	- 옮겨 앉는데 도움이 필요

검사자 Tip

- 휠체어를 사용하지 않고 걷는 환자도 바닥에서 의자로 앉는 평가 필요(도움이 필요하면 0점)

IADL

Instrumental activities of daily living

Scoring Guide

1. IADL 평가의 개요

현대사회는 의학과 환경의 발전으로 말미암아 고령화 사회로 변화되면서 뇌졸중 및 퇴행성 질환의 발생률이 급격히 높아지고 있는 추세이다. 이로 인해 나타나는 신체적 인지적 기능의 감퇴는 일상생활 및 사회적 활동에서 독립적인 수행에 큰 영향을 미치게 된다. 만약 독립적 기능이 어려운 손상을 가지고 살아가야 한다면 활동 패턴을 재구성하거나 새롭게 적용, 수정된 기술이나 도구 혹은 환경을 재수정, 변형하여 보상할 수 있는 방법을 찾아 일상생활에서의 독립성을 추구하는 것이 재활치료의 목표이다. 따라서 재활치료 과정에서 이러한 환자의 일상생활 수행정도를 평가하는 것은 임상에서 치료의 목표를 수립하는데 있어 매우 중요한 과정이다.

일상적인 기능평가로는 기본적인 일상생활(Basic activities of daily living) 평가와 도구적 일상생활(instrumental activities of daily living) 평가가 큰 핵심을 이루고 있다. 기본적인 일생생활 평가는 주로 자기관리와 이동에서 신체적 보조의 정도를 평가하는 검사로 현재 국내 임상에서는 기본적인 일상생활을 평가하는 도구로 K-MBI, SCIM 그리고 FIM 등이 사용되고 있다. 도구적 일상생활 평가는 기본적 일상생활 보다는 좀 더 복잡한 인지능력을 필요로 하는 가정 관리 및 대인 관계 활동들로 돈관리, 가사일, 전화사용, 약먹기 등의 항목들로 신체적 어려움을 자세히 평가하기 보다는 인지적 기능에 초점을 두고 항목이 이루어져 있다. 특히 도구적 일상생활 평가는 퇴행성 치매 환자들에게 많이 적용되는데 이는 치매의 경우 신체적 기능은 말기까지 유지되는 반면 인지적 수행은 초기 단계 부터 감퇴되기 때문에 수단적 일상생활 활동(instrumental ADL)에 어려움을 보일 수 있기 때문이다. 기본적인 일상생활을 수행한다고 해서 도움없이 독립적인 생활을 영위할 수는 없다. 따라서 자기 역할과 유지를 위해서는 도구적 일상생활에서의 참여가 반드시 요구된다.

이에 본 책자에서는 우리나라에서 많이 사용되고 있는 도구적 일상생활 평가도구로서 S-IADL(Seoul-Instrumental Activities of Daily Living), K-IADL(Korean Instrumental Activities of Daily Living), Lawton의 IADL을 소개하고 있다.

S-IADL은 구형모 등(2004)이 개발한 것으로 국내외에서 사용되고 있는 IADL평가도구의 문항들을 토대로 예비항목을 취합하였다가 다시 우리나라 사람에게 적합한 문항으로 구성하였다. 이는 총 15개의 항목이며 0~3점 척도로 이루어져 있다. 독립적으로 수행한다면 낮은 점수를 받게되고 도움의 정도가 많아질수록 높은 점수를 받게된다. 이 평가도구의 특징은 일상생활 능력 평가에 있어 환자의 '능력여부'와 '실행여부'를 모두 평가할 수 있다는 점이다. 그리하여 현재 실행 정도와 잠재능력을 평가할 수 있게 하였는데 '현재 실행'은 실제로 지금 하고 있는 기능의 수준을 평가하는 것이고, "잠재능력"은 실제로 지금 하고 있지는 않지만, 만약에 직접 한다면 얼마나 할 수 있는지 능력여부를 평가하는 것이다. 또한 72명의 치매환자를 대상으로 한 선행연구에서(구형모 등, 2004) 내적 일치도와 신뢰도, 타당도가 모두 높은 것으로 나타났다.

K-IADL은 강수진 등(2002)이 개발한 것으로 외국의 여러 IADL평가도구를 참조하여 우리나라 사람에게 적합하도록 개발한 것이다. 이는 총 11개의 항목이며 0~3점 척도로 이루어져 있다. '0점'은 '혼자서 가능, 정상', '1점'은 '약간 도움이 필요, 약간 어려움이 있음', '2점'은 '많은 도움이 필요, 많은 어려움이 있음'으로 정해져 있다. K-IADL은 문항수가 적고 알기 쉬운 문장으로 표현되어 있기 때문에 전혀 교육을 받지 않은 보호자에게 문장을 읽어주어도 이해하기 쉽게 제작되었다. 그리고 비교적 환자에 대한 정보 습득이 빠른 평가도구로서 환자에 대한 정보를 신속하게 얻어야 하는 임상에서 사용하기에 유리하다. 이 평가도구의 또다른 특징은 성별과 개인적 배경에 따라 적용되지 않는 항목에 대한 오차를 고려하여 '해당없음' 이라고 표기할 수 있도록 하였다. 또한 114명의 치매환자를 대상으로 한 선행연구에서(강수진 등, 2002) 신뢰도와 타당도가 모두 높은 것으로 나타났다.

S-IADL 과 K-IADL 평가도구 비교

S-IADL
(Seoul-Instrumental activities of daily living)

1. 전화사용(Using the telephone)
2. 물건사기(Shopping)
3. 음식준비/요리하기(Preparing food/cooking)
4. 집안일하기(Household chores)
5. 대중교통이용(Using transportation)
6. 근거리 외출(Walk outdoors)
7. 약먹기(Taking medications)
8. 돈관리(Managing finances)
9. 몸단장 및 치장(Grooming)
10. 가전제품 이용(Using household appliances)
11. 소지품 관리하기(Managing belongings)
12. 문단속 하기(Unlock and close)
13. 약속 지키기(Keeping appointment)
14. 최근일 이야기하기(Talking recent events)
15. 여가활동/취미생활(Leisure/hobbies activities)

* 총점 45점
* 현재 실행능력과 잠재능력을 평가함

K-IADL
(Korea-Instrumental activities of daily living)

1. 시장보기(Shopping)
2. 교통수단이용 Travel(mode of transportation)
3. 돈관리(Ability to handle finances)
4. 기구사용과 집안일하기(House keeping ; use of electronic devices)
5. 음식준비(Preparing food)
6. 전화사용(Ability to use telephone)
7. 약복용(Responsibility for own medication)
8. 최근기억(Recent memory)
9. 취미생활(Hobbies)
10. 텔레비전 시청(Watching TV)
11. 집안수리(Fixing around the house)

* 총점 33점
* 최종 점수는"해당 없음"항목을 제외한 항목들로 산출함.
채점된 항목의 점수 합/ 채점된 항목수

IADL

Instrumental activities of daily living(Korean version)

Instructions

전화사용

전화번호 찾기	전화 걸기	전화 받기
모르는 번호 찾기 114 안내 받기	모르는 번호에 걸기 잘 아는 번호에 걸기	전화 받기

IADL 검사도구 항목별 점수기준 비교

S-IADL (Seoul-Instrumental activities of daily living)

1. 전화사용 : 필요한 전화번호를 찾기, 전화 걸기, 전화 받기 등을 혼자 하십니까?
   0. 모르는 전화번호도 전화번호부를 찾거나 114 안내를 통해서 전화를 건다.
   1. 아주 잘 아는 전화번호 몇 개만 전화를 건다
   2. 혼자서 전화를 받을 수는 있지만 걸지는 못한다.
   3. 전혀 전화를 받지도 걸지도 못한다.

- 현재실행 실제 지금 하고 있는지의 실행여부
- 잠재능력 만약에 한다면 얼마나 할 수 있는지 능력여부

검사자 Tip

- 다른 사람에게 전적으로 도움을 받아 전혀 하고 있지 않는 경우
  : 현재실행은 3점

K-IADL (Korea-Instrumental activities of daily living)

6. 전화사용 : 필요한 전화번호를 수첩에서 찾거나 기억하여 전화를 겁니까?
   0. 혼자 가능
   1. 약간 도움 필요
   2. 많은 도움 필요
   3. 불가능

- 해당 없음 원래 하지 않았다면 해당 없음에 표시함

검사자 Tip

- 최근 한 달간의 상태를 고려하여 채점함

1. 전화사용/ 세부활동 및 치료과제로 활용하기

활동(SIADL)	세부활동 예시	치료과제 예시
번호 찾기	휴대폰 검색	휴대전화에서 검색하기, 연결 버튼 사용하기
	전화번호부에서 찾기	전화번호부 목록 카테고리 파악하기, 검색하기, 찾은 번호 기억하기, 메모하기
	114에서 안내 받기	적절하게 질문하기, 안내해준 전화번호 기억하기, 메모하기
전화 걸기	번호/버튼 누르기	전화기 – 수화기 잡기/들기, 알맞은 번호 누르기 휴대전화 – 알맞은 번호 누르기, 통화버튼 누르기
	적절하게 전화 통화하기	귀로 가져가기, 음량 조절, 의사소통 능력
	종료하기	통화가 끝나면 전화 끊기
전화 받기	전화기 조작	전화기 – 수화기 잡기/들기 휴대전화 – 적합한 버튼 누르기
	적절하게 전화 통화하기	귀로 가져가기, 음량 조절, 의사소통 능력
	종료하기	통화가 끝나면 전화 끊기

물건사기(쇼핑) 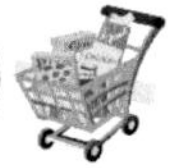

계획한 물건 기억하기
쇼핑목록 잊지 않기

물건 고르기
필요한 물건을 고르기
적절한 물건 선택하기

계산하기
정확한 액수의 돈을 지불
거스름돈 받기

IADL 검사도구 항목별 점수기준 비교

S-IADL (Seoul-Instrumental Activities of Daily Living)

2. 물건사기, 쇼핑 : 상점에 가서 필요한 물건을 고르고, 정확한 액수의 돈을 지불합니까?

0. 도움 없이 시행
1. 필요한 물건 한두 가지 정도만 혼자서 구입하며, 도움을 주면 여러 가지 물건도 구입한다.
2. 물건을 고르거나 돈을 지불할 때, 항상 동행하는 사람이 도와주어야 한다.
3. 물건을 전혀 구입하지 않는다.

현재실행 실제 지금 하고 있는지의 실행여부
잠재능력 만약에 한다면 얼마나 할 수 있는지 능력여부

검사자 Tip

- 다른 사람에게 전적으로 도움을 받아 전혀 하고 있지 않는 경우
  : 현재실행은 3점

K-IADL (Korean Instrumental Activities of Daily Living)

1. 시장보기 : 상점에 가서 계획한 물건들을 잊지 않으며 돈 계산에 실수없이 구매합니까?

0. 혼자 가능
1. 약간 도움 필요
2. 많은 도움 필요
3. 불가능

해당 없음 원래 하지 않았다면 해당 없음에 표시함

검사자 Tip

- 최근 한 달간의 상태를 고려하여 채점함

활동(SIADL)	세부활동 예시	치료과제 예시
리스트 확인하기	기억하기	사야 할 물건 목록을 기억하기
	메모하기	기억하지 못한다면 쇼핑목록을 작성하여 활용하기
물건 결정하기	물건 찾기	물건의 위치 파악하기, 위치 파악을 위해 도움 요청하기, 물건 꺼내기
	물건 선택하기	유사한 물건 중 가격, 기능 및 효과, 용량, 사은품 등 비교하여 살 물건 정하기
	쇼핑 중 이동	구입할 물건을 고르기 위해 카트를 이동시키기, 쇼핑바구니 들기
	쇼핑 물건 확인하기	사야 할 것 중 빠진 것 있는지 확인하기
계산하기	계산대로 이동	위치 파악하기, 계산대로 찾아가기, 구매할 물건 계산대에 놓기
	계산	예상한 가격과 같은지 확인하기, 돈 지불하고 거스름돈 받기, 카드 내고 돌려받기, 영수증 확인하기
	계산 후 물건 담기	구매한 물건을 장바구니에 담기

음식준비, 요리하기

재료준비
식사를 계획하기
재료를 준비하기

요리하기
직접 요리하고
간을 알맞게 맞추기

상 차리기
준비해 놓은 음식 찾기
음식 데우기
밥상을 차리기

IADL 검사도구 항목별 점수기준 비교

S-IADL (Seoul-Instrumental Activities of Daily Living)

3. 음식준비, 요리하기 : 재료를 준비해서 요리를 하거나 밥상을 차리는데 다른 사람의 도움 없이 합니까?

0. 다른 사람의 도움 없이 직접 요리를 하고 밥상을 차린다.
1. 음식을 만들어 밥상을 차리기는 하나 간이 맞질 않거나 음식 맛이 떨어진다.
2. 누군가 만들어 놓으면, 찾아 먹거나 데워 먹기는 한다.
3. 음식 준비를 스스로 하지 않는다.

현재실행 실제 지금 하고 있는지의 실행여부
잠재능력 만약에 한다면 얼마나 할 수 있는지 능력여부

검사자 Tip

- 해당 없음 : 지금껏 요리를 하거나 밥상을 차려본 적이 한번도 없다.

K-IADL (Korean Instrumental Activities of Daily Living)

5. 음식준비: 적절한 식사를 계획하고 재료를 준비하여 예전과 같이 맛있게 음식을 만든다.

0. 혼자 가능
1. 약간 도움 필요
2. 많은 도움 필요
3. 불가능

해당 없음 원래 하지 않았다면 해당 없음에 표시함

검사자 Tip

- 최근 한 달간의 상태를 고려하여 채점한다.

활동(SIADL)	세부활동 예시	치료과제 예시
재료준비	식사 계획	어떤 음식을 먹을지 계획하기
	재료 준비	계획한 음식에 필요한 재료를 준비하기, 재료 다듬기
요리하기	요리하기	적절한 방법에 따라 요리하기, 레시피에 따른 순차적 실행
	간 맞추기	음식의 간을 알맞게 맞추기, 음식의 양과 조미료 양을 적절하게 조절하기
상 차리기	준비해 놓은 음식을 찾기	누군가 준비해 놓은 음식을 찾기, 냉장고 및 찬장에서 꺼내기
	데우기	음식을 알맞은 온도로 데우기, 적절한 도구 사용, 가스대 또는 전자렌지 사용
	밥상을 차리기	먹을 수 있도록 상에 차리기, 적절한 도구의 세팅

집안일 하기

청소 | 설거지 | 집안수리★ | 집 주변 쓸기 | 손 빨래

IADL 검사도구 항목별 점수기준 비교

S-IADL (Seoul-Instrumental Activities of Daily Living)

4. 청소, 설거지, 집안수리, 집 주변 쓸기, 손빨래 같은 집안 일을 예전처럼 잘 합니까?

0. 별다른 어려움 없이 혼자 한다.
1. 설거지, 침구정리 등 몇 가지 가벼운 일만 깔끔하게 하는 편이다.
2. 가벼운 집안 일을 하기는 하지만 깔끔하지 못해 다른 사람이 다시 손봐야 한다.
3. 집안 일을 전혀 하지 않으며, 다른 사람의 도움에 전적으로 의지하고 있다.

- 현재실행 실제 지금 하고 있는지의 실행여부
- 잠재능력 만약에 한다면 얼마나 할 수 있는지 능력여부

검사자 Tip

- 해당 없음 : 지금껏 집안일을 해본 적이 한번도 없다.

K-IADL (Korean Instrumental Activities of Daily Living)

4. 기구 사용과 집안일 하기 : 진공청소기, 다리미 등의 기구들을 잘 다루고 일상적인 집안일(청소, 화초 물주기, 설거지)을 예전처럼 말끔하게 합니까?

11. 집안수리 : 못박기나 전구 끼우기 같은 집안 잡일을 수행합니까?

0. 혼자 가능
1. 약간 도움 필요
2. 많은 도움 필요
3. 불가능

해당 없음 원래 하지 않았다면 해당 없음에 표시함

검사자 Tip

- 최근 한 달간의 상태를 고려하여 채점한다.

활동(SIADL)	세부활동 예시	치료과제 예시
청소	청소	전기 청소기를 사용하지 않는 청소
	침구 정리	사용한 이불을 개고, 잘 정돈하기
설거지	세제로 닦기	세제를 묻혀서 오물을 제거하기
	헹구기	그릇의 세제를 헹구기
	건조하기	닦은 그릇을 건조하기
집안수리★	간단한 집 수리하기	못박기, 전구갈기 등
집 주변 쓸기	집 주변 쓸기	청소 도구의 선택과 청결함
손빨래	손빨래	비누칠, 헹구기, 짜기, 널기

★ KIADL에서는 4. 기구 사용과 집안일 하기 항목에서 일상적인 집안일(청소, 화초 물주기, 설거지)에 대한 평가가 시행되고 11. 집안 수리는 항목이 분리되어 있음. 이 책에서는 KIADL의 기구사용에 해당되는 내용을 SIADL의 가전제품 이용 항목과도 비교하였음.

대중교통 이용

대중교통 이용 → 택시 이용 → 자가운전 → 목적지 찾아가기 → 복귀

IADL 검사도구 항목별 점수기준 비교

S-IADL (Seoul-Instrumental Activities of Daily Living)

5. 대중교통 이용 : 버스, 전철, 택시 등의 대중교통을 이용하거나 직접 차를 몰고 먼 거리를 다녀옵니까?

0. 대중교통을 이용해 혼자 다니거나, 직접 운전을 한다.
1. 버스나 전철을 이용할 때 다른 사람의 도움이 필요하다.
2. 택시나 자가용을 이용할 경우에도 도움이 필요하다.
3. 먼 거리 여행을 하지 못한다.

현재실행 실제 지금 하고 있는지의 실행여부

잠재능력 만약에 한다면 얼마나 할 수 있는지 능력여부

검사자 Tip

- 해당 없음 : 지금껏 대중교통을 이용하거나 운전해 본적이 한 번도 없다.

K-IADL (Korean Instrumental Activities of Daily Living)

2. 교통수단 이용: 대중교통을 이용하거나 스스로 운전해서 길을 잃지 않고 목적지에 갑니까?

0. 혼자 가능
1. 약간 도움 필요
2. 많은 도움 필요
3. 불가능

해당 없음 원래 하지 않았다면 해당 없음에 표시함

검사자 Tip

- 최근 한 달간의 상태를 고려하여 채점한다.

5. 대중교통 이용/ 세부활동 및 치료과제로 활용하기

활동(SIADL)	세부활동 예시	치료과제 예시
대중교통 이용하기	버스, 지하철 이용	정류장 찾아 가기 요금내기 버스나 지하철 타고 내리기
택시 이용하기	택시 이용하기	택시 호출하기(잡기) 요금내기 택시 타고 내리기
자가 운전하기	자가용 운전하기	운진 조직하기 자가용 타고 내리기
목적지 찾아가기	목적지 계획, 기억, 장소 인지	대중교통 이용 시 목적지 설정하기 택시 이용 시 목적지 설명하기 자가 운전시 길 찾기(네비게이션 사용)
복귀하기	집으로 귀가하기	목적지에서 집으로 귀가하기

근거리 외출

외출 장소 정하기

슈퍼, 약수터, 경로당 등
외출장소 정하기

외출 준비

현관문 열기/잠그기

외출 하기

실외 이동

IADL 검사도구 항목별 점수기준 비교

S-IADL
(Seoul-Instrumental Activities of Daily Living)

6. 근거리 외출 : 교통수단을 이용하지 않고 가까운 슈퍼나 약수터, 경로당 등 걸어서 다녀 올 수 있는 곳의 외출을 도움 없이 합니까?

0. 누군가의 도움 없이도 가까운 거리는 혼자 외출한다
1. 지리에 익숙한 몇 곳(약수터, 상점, 시장 등)은 혼자 외출한다.
2. 외출을 하려면 누군가 동행해야 한다.
3. 외출을 전혀 하지 않고 집에만 있으려 한다.

현재실행 실제 지금 하고 있는지의 실행여부

잠재능력 만약에 한다면 얼마나 할 수 있는지 능력여부

검사자 Tip

- 근거리 외출은 대중교통을 이용하지 않음
- 다른 사람에게 전적으로 도움을 받아 전혀 하고 있지 않는 경우 : 현재실행은 3점

활동(SIADL)	세부활동 예시	치료과제 예시
외출 장소 정하기	슈퍼, 약수터, 경로당, 시장 등 외출 장소 정하기	목적에 따른 장소 정하기, 장소 위치 기억하기
외출 순비하기	외출에 필요한 보조도구 챙기기	휠체어(전동/수동), 보행보조도구(지팡이 등) 다루기
	문단속하기	문 열기/닫기, 잠금 확인하기
외출하기	실외 이동하기	실외계단, 엘리베이터, 에스컬레이터 이용하기
	실내 이동하기	횡단보도, 육교, 실내계단 이용하기 경사로 등 다양한 지면 이동하기
	목적지 장소로 길 찾아 가기	가는 경로 기억하기, 주변 건물 기억하기

약 챙겨먹기

약 챙겨 먹기

정확한 시간에 맞춰
올바른 약 챙겨먹기

IADL 검사도구 항목별 점수기준 비교

S-IADL
(Seoul-Instrumental Activities of Daily Living)

7. 약 챙겨먹기 : 정해진 시간에 정해진 양의 약을 혼자서 잘 챙겨 드십니까?

0. 도움 없이도 정확한 시간에 올바른 양의 약을 먹는다.
1. 약을 준비해주면, 제시간에 혼자 약을 먹는다.
2. 약 먹을 시간을 알려주면, 혼자서 약을 먹는다. 관리는 누군가의 도움을 받아야 한다.
3. 약을 먹을 때마다 항상 다른 사람이 챙겨주어야 한다.

- 현재실행 실제 지금 하고 있는지의 실행여부
- 잠재능력 만약에 한다면 얼마나 할 수 있는지 능력여부

검사자 Tip

- 다른 사람에게 전적으로 도움을 받아 전혀 하고 있지 않는 경우
 : 현재실행은 3점

K-IADL
(Korean Instrumental Activities of Daily Living)

7. 약 복용 : 시간과 용량을 지켜 약을 먹습니까?

0. 혼자 가능
1. 약간 도움 필요
2. 많은 도움 필요
3. 불가능

해당 없음 원래 하지 않았다면 해당 없음에 표시함

검사자 Tip

- 최근 한 달간의 상태를 고려하여 채점한다.

활동(SIADL)	세부활동 예시	치료과제 예시
약 챙겨먹기	정해진 시간 인지하기	약 먹는 시간 체크하기, 시간 기록하기
	복용하는 약 인지하기	복용하는 약 목록 알기, 약 목록 기록하기
	다양한 형태의 약 먹기	물약, 알약 등의 다양한 형태의 약 복용하기

자기 돈 관리

돈 관리

하루 동안 수입/지출 관리
용돈 관리

은행 업무 보기

공과금 납부, 저축하기
통장 관리하기

재산관리

개인재산 관리하기

IADL 검사도구 항목별 점수기준 비교

S-IADL (Seoul-Instrumental Activities of Daily Living)

8. 자기 돈 관리 : 용돈이나 공과금, 통장관리, 재산관리 등 돈 관리를 혼자 합니까?

0. 도움 없이도 돈 관리를 할 수 있으며, 돈의 쓰임새를 알고 있다.
1. 집안의 사소한 하루하루 수입 지출(반찬거리, 집안용품)은 할 수 있으나 공과금 납부 같은 은행일이나 중요한 돈 관리는 누군가의 도움을 받아야 한다.
2. 자신의 간단한 용돈관리만 한다.
3. 금전관리를 전혀 하지 않는다.

- 현재실행 실제 지금 하고 있는지의 실행여부
- 잠재능력 만약에 한다면 얼마나 할 수 있는지 능력여부

검사자 Tip

- 다른 사람에게 전적으로 도움을 받아 전혀 하고 있지 않는 경우
  : 현재실행은 3점

K-IADL (Korean Instrumental Activities of Daily Living)

3. 돈 관리 : 용돈을 관리하고, 은행가서 저축을 하는 등의 돈과 관련된 일을 처리합니까?

0. 혼자 가능
1. 약간 도움 필요
2. 많은 도움 필요
3. 불가능

해당 없음 원래 하지 않았다면 해당 없음에 표시함

검사자 Tip

- 최근 한 달간의 상태를 고려하여 채점한다.

활동(SIADL)	세부활동 예시	치료과제 예시
돈관리	사소한 수입/지출 관리하기 자신의 용돈 관리	반찬거리, 집안용품을 예산에 맞게 구입하기 용돈 기입장 작성하기(구매 물품, 지출내역, 잔액 등)
은행 업무 보기	공과금 납부하기	공과금 납부 방법 교육하기(은행, 지로, 인터넷, 자동화 기계 이용 등)
	통상관리하기	은행에서 통장 만들기, ATM 기계 이용하는 법 가르쳐주기 통장 및 카드 사용법 익히기, 모바일 통장 및 뱅킹 하기
재산관리	사유재산 관리하기	개인 재산 파악하기, 개인 금고 관리하기, 스마트 폰으로 금융업무 보기

몸단장 및 치장

머리 빗기	면도하기	화장하기	손톱 깎기
머리 빗질 하기 (머리 위, 양 옆, 뒤)	면도기 다루기 얼굴 면도 하기	화장품 사용하기 화장하기/지우기	손톱 깎기 다루기 손/발톱 깎기

IADL 검사도구 항목별 점수기준 비교

S-IADL
(Seoul-Instrumental Activities of Daily Living)

9. 몸단장 및 치장 : 머리 빗기, 면도, 화장, 손톱 깎기 등 몸단장을 혼자 합니까?

0. 다른 사람의 도움 없이 혼자의 힘으로 직접 도구(빗, 화장품, 손톱 깎기 등)를 찾아서 몸단장한다.
1. 도구를 찾아주면 혼자서 빗질, 면도/화장, 손톱 깎기 등을 한다.
2. 도구를 찾아주어도 이 중 한 두 가지는 도움을 받아야 한다.
3. 다른 사람의 도움을 받지 않고는 이 모든 것을 하지 못한다.

현재실행 실제 지금 하고 있는지의 실행여부

잠재능력 만약에 한다면 얼마나 할 수 있는지 능력여부

검사자 Tip

- 다른 사람에게 전적으로 도움을 받아 전혀 하고 있지 않는 경우 : 현재실행은 3점

활동(SIADL)	세부활동 예시	치료과제 예시
머리 빗기	빗 조작하기	앞머리, 옆머리, 뒷머리 빗기
면도 하기	면도기 꺼내기	선반으로 이동, 꺼내기
	면도기 다루기	적절한 부위에 위치시키기
	수염 깎기	얼굴, 코밑, 턱밑의 수염 깎기
	면도기 세척	면도기 조작하기, 헹구기
화장 하기	화장하기, 지우기, 고치기	화장품 용기 열고 닫기, 적당량을 덜어내기, 얼굴에 바르기
손톱 깎기	손톱 깎기 다루기	손톱 깎기, 발톱 깎기

가전제품 이용

TV	세탁기	청소기	다리미	헤어드라이어
전원 조작하기 리모콘 사용하기	전원 조작하기 작동하여 세탁하기 사용후 정리	전원 조작하기 작동하여 청소하기 사용후 정리	전원 조작하기 작동하여 다림질하기 사용후 정리	전원 조작하기 작동하여 머리 말리기 사용후 정리

IADL 검사도구 항목별 점수기준 비교

S-IADL (Seoul-Instrumental Activities of Daily Living)

10. 가전제품 이용 : TV, 세탁기, 청소기, 다리미, 헤어 드라이어 등 가전제품을 사용합니까?

0. 전원을 끄고 켜는 것이 가능하며, 버튼을 조작하여 작동시킬 수 있다.
1. 전원을 끄고 켜는 것은 가능하며, 작동시키기 위해서는 약간의 도움이 필요하다.
2. 전원을 끄고 켜는 것만 가능하다.
3. 가전제품을 사용하지 않으며, 사용하기 위해서는 전적으로 도움이 필요하다.

현재실행 실제 지금 하고 있는지의 실행여부

잠재능력 만약에 한다면 얼마나 할 수 있는지 능력여부

검사자 Tip

- 다른 사람에게 전적으로 도움을 받아 전혀 하고 있지 않는 경우
  : 현재실행은 3점

K-IADL (Korean Instrumental Activities of Daily Living)

4. 기구 사용과 집안일 하기 : 진공청소기, 다리미 등의 기구들을 잘 다루고 일상적인 집안일(청소, 화초 물주기, 설거지)을 예전처럼 말끔하게 합니까?

0. 혼자 가능
1. 약간 도움 필요
2. 많은 도움 필요
3. 불가능

해당 없음 원래 하지 않았다면 해당 없음에 표시함

검사자 Tip

- 최근 한 달간의 상태를 고려하여 채점한다.

10. 가전제품 이용/ 세부활동 및 치료과제로 활용하기

활동(SIADL)	세부활동 예시	치료과제 예시
TV	TV 조작하기	TV 리모컨 전원 버튼 조작하기, 채널 돌리기
세탁기	세탁기 조작하기	세탁순서에 따라 세탁기 버튼 조작하기, 세탁하기(세탁물, 세제 넣기, 꺼내기)
청소기	청소기 조작하기	콘센트 조작하기, 청소기 전원 켜기, 청소기 손잡이 다루기, 집안 청소하기, 청소기 전원 끄기, 정리하기
다리미	다리미 조작하기	콘센트 조작하기, 다리미 전원 켜기, 다리미판 사용하기, 옷 다리기, 다리미 전원 끄기, 정리하기
헤어 드라이어	헤어 드라이어 조작하기	콘센트 조작하기, 헤어 드라이어 전원 켜기, 헤어 드라이어 머리에 사용하기, 헤어 드라이어 전원 끄기, 정리하기

소지품 관리하기

무엇이 있는지 인지하기	무엇이 필요한지 인지하기	찾고자 하는 물건 찾기	지정된 곳에 놓기
옷, 안경, 지갑, 열쇠, 휴대폰 등	외출, 사람 만날 때 등	이전에 두었던 곳을 기억하여 찾기	지정된 곳에 매번 일정하게 놓기

IADL 검사도구 항목별 점수기준 비교

S-IADL (Seoul-Instrumental Activities of Daily Living)

11. 소지품 관리하기 : 옷, 안경, 지갑, 열쇠, 휴대폰 등과 같은 자신의 소지품들을 혼자 관리합니까?

0. 별다른 도움 없이도 자기 물건을 지정된 곳에 놓고 다시 찾을 수 있다.
1. 자신의 소지품을 찾지 못하는 경우가 가끔 있다.
2. 소지품을 어디에 놓았는지 찾지 못하는 경우가 자주 있다.
3. 소지품을 찾지 못해 항상 옆에서 찾아주어야 한다.

- 현재실행 실제 지금 하고 있는지의 실행여부
- 잠재능력 만약에 한다면 얼마나 할 수 있는지 능력여부

검사자 Tip

- 다른 사람에게 전적으로 도움을 받아 전혀 하고 있지 않는 경우 : 현재실행은 3점

활동(SIADL)	세부활동 예시	치료과제 예시
무엇이 있는지 인지하기	옷, 안경, 지갑, 열쇠, 휴대폰, 명함 등	자신의 소지품이 무엇이 있는지 확인하기 소지품 항목을 체크리스트로 만들어 소지하고 있는지 확인하기
무엇이 필요한지 인지하기	외출할 때, 사람 만날 때 등	외출시 필요한 소지품 항목을 말해보기 현재 필요한 소지품을 다 챙겼는지 체크리스트로 확인하기
찾고자 하는 물건 찾기	이전에 두었던 곳을 인식하기	책상 안에 넣어둔 찾고자 하는 물건 찾기 지난번 사용했던 가방에 넣어둔 소지품 찾기
지정된 곳에 놓기	지정된 곳에 일정하게 놓기	자주 쓰는 소지품을 쉽게 찾을 수 있는 위치에 놓기 지정한 위치에 물건을 놓고 기억하기

문단속 하기

문 열고 닫기

열쇠, 비밀번호 등 이용

문단속 인지하기

외출시 문단속할 것을 인지하기

IADL 검사도구 항목별 점수기준 비교

S-IADL
(Seoul-Instrumental Activities of Daily Living)

12. 문단속하기 : 열쇠나 비밀번호 등을 이용하여 대문을 정확하게 열거나 닫습니까?

0. 다른 사람의 도움 없이도 문단속을 잘 한다.
1. 문단속하도록 이야기하면, 혼자 문을 열고 잠근다.
2. 문단속을 하기는 하나 제대로 하지 못해 항상 확인해봐야 한다.
3. 문단속을 하지 않는다.

- 현재실행 실제 지금 하고 있는지의 실행여부
- 잠재능력 만약에 한다면 얼마나 할 수 있는지 능력여부

검사자 Tip

- 다른 사람에게 전적으로 도움을 받아 전혀 하고 있지 않는 경우 : 현재실행은 3점

12. 문단속 하기 / 세부활동 및 치료과제로 활용하기

활동(SIADL)	세부활동 예시	치료과제 예시
문 열고 닫기	열쇠, 비밀번호 이용하기	열쇠를 이용하여 대문을 열고 닫기 비밀번호를 이용하여 대문을 열고 닫기 비밀번호 기억하기
인지하기	외출시 문단속할 것을 인지하기	외출시 문단속에 대한 일과화 열쇠 보관 장소 설정하고 기억하기 문단속이 제대로 되었는지 확인하기

약속과 모임 지키기

약속, 모임 표시하기
휴대폰, 달력, 다이어리 등을 이용

약속, 모임 일정잡기
다른 일정과 겹치지 않도록 잡기

약속, 모임 기억하기
휴대폰, 달력, 다이어리 등을 이용

IADL 검사도구 항목별 점수기준 비교

S-IADL (Seoul-Instrumental Activities of Daily Living)

13. 약속과 모임 지키기 : 사전에 계획된 모든 종류의 모임(야유회나 소풍, 집안 생일, 제사) 등, 다른 사람들과의 약속이나 모임을 잘 지켰습니까?

0. 달력에 적어놓거나 기억을 잘 해서, 대부분의 약속을 잘 지켰다.
1. 대체로 잘 기억하는 편이지만, 가끔씩 잊어버리고 약속을 못 지킬 때도 있다.
2. 약속이 있는 날이나 그 전날, 옆에서 약속시간을 가르쳐 줘야 기억할 수 있다.
3. 약속을 가르쳐 주었음에도 불구하고, 약속 자체를 기억하지 못한다.

- 현재실행 실제 지금 하고 있는지의 실행여부
- 잠재능력 만약에 한다면 얼마나 할 수 있는지 능력여부

검사자 Tip

- 다른 사람에게 전적으로 도움을 받아 전혀 하고 있지 않는 경우 : 현재실행은 3점

활동(SIADL)	세부활동 예시	치료과제 예시
약속, 모임 표시하기	휴대폰, 달력,다이어리 등을 이용하여 약속, 모임 메모하기	약속, 모임을 휴대폰이나 달력 등 자신이 기억할 수 있는 방법으로 메모하기
약속, 모임 일성삽기	다른 일정과 겹치지 않도록 집기	약속, 모임 일정이 동일한 시간에 겹치는 것은 없는지 확인하기
약속, 모임 기억하기	휴대폰, 달력, 다이어리 등을 이용하여 약속, 모임 기억하기	약속, 모임 일정을 휴대폰 알림을 통해 기억하기 약속, 모임 일정을 달력에 표시하여 기억하기 약속, 모임 일정을 다이어리에 표시하여 기억하기

최근에 있었던 일 기억하기

외부로부터 보고 들은 일 기억하기

자신이 겪은 일 기억하기

IADL 검사도구 항목별 점수기준 비교

S-IADL (Seoul-Instrumental Activities of Daily Living)

14. 최근에 있었던 일 이야기하기 : 최근 한 달 동안 있었던 집안 일이나, 국내의 중요한 뉴스 등에 대해 이야기합니까?

0. 간접적으로 전해들었거나 TV에서 본 것 등을 기억해서 이야기한다.
1. 전해들은 것은 자주 잊어버리지만 직접 봤던 일에 대해서는 이야기한다.
2. 직접 봤던 일도 종종 잊어버려 이야기하지 못하는 때가 있다.
3. 최근에 있었던 일을 전혀 이야기하지 못한다.

- 현재실행 실제 지금 하고 있는지의 실행여부
- 잠재능력 만약에 한다면 얼마나 할 수 있는지 능력여부

검사자 Tip

- 다른 사람에게 전적으로 도움을 받아 전혀 하고 있지 않는 경우 : 현재실행은 3점

K-IADL (Korean Instrumental Activities of Daily Living)

8. 최근기억: 약속, 어제의 일 또는 다른 사람에게 전달해야 할 전화 내용 등을 기억합니까?

10. 텔레비전 시청 : 집중해서 텔레비전을 보며 그 내용을 이해합니까?

0. 정상
1. 약간 어려움 있음
2. 많은 어려움 있음
3. 불가능

해당 없음 원래 하지 않았다면 해당 없음에 표시함

검사자 Tip

- 최근 한 달간의 상태를 고려하여 채점한다.

14. 최근에 있었던 일 기억하기 / 세부활동 및 치료과제

활동(SIADL)	세부활동 예시	치료과제 예시
최근에 외부로부터 보고 들은 일 기억하기	지인이나, 티비, 뉴스 등을 통해 보고 들은 일 기억하기	어제 뉴스에서 봤던 일 기억하기 지난주에 가족으로부터 들었던 일 기억하기
최근에 자신이 겪은 일 기억하기	자신이 스스로 수행했던 일 등을 기억하기	오늘 아침에 있었던 일 기억하기 어제 밤에 자기전에 행동했던 것 기억하기 지난주 주말에 했었던 일 기억하기 2주전에 가족들과 갔었던 식당위치 기억하기

*KMBI 의 10번 항목
'10. 텔레비전 시청 : 집중해서 텔레비전을 보며 그 내용을 이해합니까?' 는 티비에서 본 일을 기억하는 것 보다는 내용을 이해하는지 평가한다.

여가활동, 취미생활

여가, 취미생활하기

화투, 장기, 뜨개질, 정원 가꾸기, 마실, 노인정 가기 등

IADL 검사도구 항목별 점수기준 비교

S-IADL (Seoul-Instrumental Activities of Daily Living)

15. 여가활동, 취미생활 : 예전부터 해오던 화투, 장기, 바둑, 뜨개질, 정원 가꾸기 등의 소일거리나 마실, 노인정 가기와 같은 여가, 취미 생활을 합니까?

0. 주위의 도움 없이 자신이 원하는 취미생활을 항상 하고 있다.
1. 가끔씩 취미생활을 하는 편이다.
2. 취미생활이 상당히 제한되어 있어서 기껏해야 노인정에 가서 대화하는 정도다.
3. 여가활동이나 취미생활을 하지 않는다.

- **현재실행** 실제 지금 하고 있는지의 실행여부
- **잠재능력** 만약에 한다면 얼마나 할 수 있는지 능력여부

검사자 Tip

- 다른 사람에게 전적으로 도움을 받아 전혀 하고 있지 않는 경우 : 현재 실행은 3점

K-IADL (Korean Instrumental Activities of Daily Living)

9. 취미생활 : 종교, 독서, 바둑, 장기, 화투, 산책, 등산, 운동 등의 예전에 하던 취미를 그대로 잘 수행합니까?

0. 정상
1. 약간 어려움 있음
2. 많은 어려움 있음
3. 불가능

해당 없음 원래 하지 않았다면 해당 없음에 표시함

검사자 Tip

- 최근 한 달간의 상태를 고려하여 채점한다.

활동(SIADL)	세부활동 예시	치료과제 예시
여가, 취미생활하기	화투, 장기, 뜨개질, 정원 가꾸기, 마실, 노인정 가기 등	평소에 즐겨하던 뜨개질하기 정원 가꾸기를 하며 취미생활하기

평가도구 매뉴얼

- MBI(Modified Barthel Index) & K-MBI
- SCIM-Ⅲ(Spinal Cord Independence Measure-Ⅲ)
- S-IADL/K-IADL(Instrumental activities of daily living)
- Lawton's IADL(Instrumental activities of daily living)
- WHODAS 2.0 - Korean Version

MBI & K-MBI

(Modified Barthel Index)

Manual

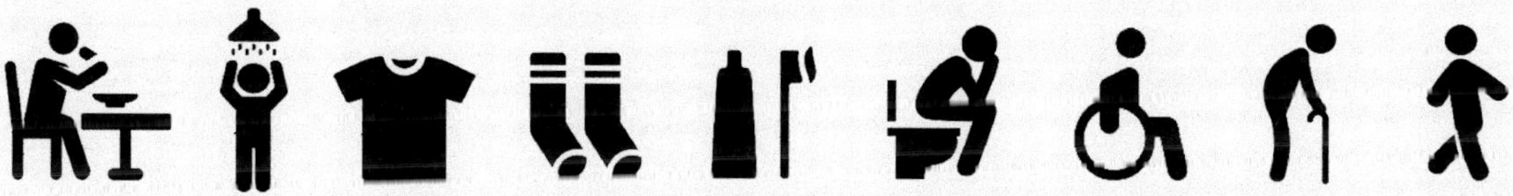

1. Personal hygiene 개인위생

The patient can wash his/her hands and face, comb hair, clean teeth and shave. (Suyah Shah et al.)

5(5) Independent

A male patient may use any kind of razor but must insert the blade, or plug in the razor without help, as well as retrieve it from the drawer or cabinet. A female patient must apply her own make-up, if used, but need not braid or style her hair.

4(4) Minimal assist

Patient is able to conduct his/her own personal hygiene but requires minimal assistance before and/or after the operation.

3(3) Moderate assist

Some assistance is required in one or more steps of personal hygiene.

2(1) Maximal assist

Assistance is required in all steps of personal hygiene.

1(0) Total assist

The patient is unable to attend to personal hygiene, and is dependent in all aspects.

환자는 손이나 얼굴 닦기, 머리 빗기, 이 닦기, 면도를 할 수 있다. (K-MBI)

5(5) 독립 수행

환자는 모든 개인위생을 독립적으로 안전하게 수행할 수 있다. 남자 환자는 모든 종류의 면도기를 사용할 수 있으며, 면도날을 도움 없이 장착할 수 있고 서랍이나 선반에서 꺼낼 수 있어야 한다. 여성 환자는 스스로 화장을 할 수 있어야 한다.

4(4) 최소 도움

환자가 개인위생을 수행할 수 있으나, 수행 전, 후에 최소한의 도움이 필요하다. 플러그 끼우기, 면도기 날 고정하기, 뜨거운 물 다루기와 같은 일을 할 때 안전에 대해 주의가 필요하며, 화장을 하거나, 지우거나, 얼룩진 화장을 고칠 때 약간의 도움이 필요할 수 있다.

3(3) 중등도 도움

개인위생을 수행할 때 하나 또는 그 이상의 단계에서 일부 도움이 필요하다. 화장하기, 한 손을 씻기, 이 닦기, 턱밑의 수염 깎기, 뒷머리 빗기, 한 손을 말리기에 도움이 필요하다. 작업을 끝내기 위해 계속적인 힌트가 필요하다.

2(1) 최대 도움

개인위생의 모든 단계에서 도움이 필요하다. 상기 활동에서 스스로 하는 부분보다 다름 사람의 도움에 의해 수행되는 부분이 많다. 환자가 상기 활동 중 한 두 가지는 스스로 할 수도 있다.

1(0) 완전 도움

환자가 개인위생을 할 수 없고 모든 면에서 의존적이다.

2. Bathing 목욕하기

	The patient may use a bath tub, a shower, or take a complete sponge bath. (Suyah Shah et al.)		환자가 욕조, 샤워기를 사용하고 스펀지나 목욕수건으로 몸을 잘 닦을 수 있다. (K-MBI)
5(5) *Independent*	The patient must be able to do all the steps of whichever method is employed without another person being present.	**5**(5) *독립 수행*	다른 사람 도움 없이 어떤 방법을 동원하더라도 목욕의 모든 단계를 수행할 수 있어야 한다. 환자는 다리와 발을 씻기 위해 손잡이 달린 스펀지 등을 사용할 수 있다. 정상인에 비해 2배 이상의 시간이 소요될 수 있다.
4(4) *Minimal assist*	Supervision is required for safety in adjusting the water temperature, or in the transfer.	**4**(4) *최소 도움*	물 온도를 맞추거나, 이동 시 안전을 위하여 감시가 필요하다. 목욕기구, 목욕물, 세제 등을 준비하는데 도움이 필요하다. 이동을 위해 재촉이나 감독이 요구된다. 목욕하는데 정상인에 비해 3배 이상의 시간이 소요된다.
3(3) *Moderate assist*	Assistance is required with either transfer to shower/bath or with washing or drying; including inability to complete a task because of condition or disease etc.	**3**(3) *중등도 도움*	샤워나 목욕을 위해 이동하거나 씻고 말리는데 도움이 필요하다; 환자 상태나 질환 등으로 목욕을 완벽하게 할 수 없는 것을 포함한다. 욕조에 앉기, 비누칠하기, 수건으로 닦기, 수건세척, 팔다리를 씻을 때 도움이 요구된다. 환자는 힌트, 유도 또는 감독을 필요로 한다.
2(1) *Maximal assist*	Assistance is required in ail aspects of bathing.	**2**(1) *최대 도움*	목욕의 모든 단계에서 도움이 필요하다. 환자는 목욕의 단계에서 도움과 지시가 필요하다. 가슴과 팔은 스스로 씻을 수도 있다.
1(0) *Total assist*	Total dependence in bathing self.	**1**(0) *완전 도움*	환자는 목욕 전반에 의존적이거나 혹은 몸을 씻지 못하거나 닦고 말리지 못한다.

The patient can feed self from a tray or table when someone puts the food within reach. (Suyah Shah et al.)

스푼, 포크, 젓가락, 컵, 유리잔, 긴 빨대, 보조 도구, 소매커버를 사용하여 먹을 수 있고, 통조림을 열거나, 액체를 붓고, 고기를 자를 때 위험 없이 할 수 있다. (K-MBI)

5(10) Independent	The patient must put on an assistive device if needed, cut the food, and if desired, use salt and pepper, spread butter, etc.	5(10) 독립 수행	음식을 손이 미치는 위치에 놓아주면 환자 스스로 식탁에서 식사를 할 수 있다. 음식을 자르거나 소금이나 후추를 사용하고, 빵에 버터를 바르기 위해 보조 도구를 주어야 한다. 환자는 스푼, 포크, 젓가락, 컵, 유리잔, 긴 빨대, 보조 도구, 소매커버를 사용할 수 있고, 통조림을 열거나, 액체를 붓고, 고기를 자를 때 위험 없이 할 수 있다. 도움이 필요 없다.
4(8) Minimal assist	Independence in feeding with prepared tray except may be cut meat, open milk carton, jar lid etc. Presence of another person is not required.	4(8) 최소 도움	고기를 자르거나 김치 자르기 혹은 생선 바르기, 우유단지나 병뚜껑을 열 때 외에는 차려진 식탁에서 독립적으로 식사를 할 수 있다. 다른 사람이 옆에 있을 필요가 없다. 정상인보다 식사시간이 오래 걸린다. 음식을 잘 삼키게 하기 위해 배려가 필요하고, 음식을 가려 먹여야 할 경우가 있으나 더 이상의 도움은 필요치 않다.
3(5) Moderate assist	Able to feed self with supervision. Assistance is required with associated tasks such as putting milk/sugar into tea, salt, pepper, spreading butter, turning a plate or other "set-up" activities.	3(5) 중등도 도움	감시하에서 식사를 스스로 할 수 있다. 차에 우유와 설탕을 넣거나, 음식에 소금과 후추를 치거나, 버터를 바르고, 국에 밥을 말거나 음식을 비비거나 쟁반을 돌리는 등 식사 준비 활동에 도움이 요구된다. 물을 붓고, 마시고, 그릇을 열고, 고기를 자르데 도움이 필요할 수 있다. 옷소매 접기, 의지, 보조기를 사용할 수도 있고, 식사준비에 도움이 필요하다. 음식이 목에 메이거나 급히 먹을 수 있으므로 적절한 지시나 격려, 감시하는 관찰자가 필요할 수 있다.
2(2) Maximal assist	Can manipulate an eating device, usually a spoon, but someone must provide active assistance during the meal.	2(2) 최대 도움	숟가락 같은 식사 도구를 스스로 다룰 수 있으나 누군가가 식사하는 동안 적극적인 도움을 주어야 한다. 환자는 음식을 입으로 가져갈 수 있으나 타인이 숟가락에 음식을 올려주어야 한다.
1(0) Total assist	Dependent in all aspects and needs to be fed.	1(0) 완전 도움	모든 식사 과정을 전적으로 타인에게 의존해야 한다. 보호자가 음식을 떠서 입에 넣어주면 환자는 오직 씹고 삼키기만 한다. 튜브영양 때 주입, 연결, 세척, 주입속도 조절 등에 모두 도움이 필요하다.

4. Toileting 용변처리

The patient is able to get on and off the toilet, fasten and unfasten clothes, prevent soiling of clothes and use toilet paper without help. (Suyah Shah et al.)

5(10) Independent

The patient is able to get on and off the toilet, fasten and unfasten clothes, prevent soiling of clothes and use toilet paper without help. If necessary, the patient may use a bed pan or commode, or urinal at night, but must be able to empty it, and clean it.

4(8) Minimal assist

Supervision may be required for safety with normal toilet. A commode may be used at night but assistance is required for emptying and cleaning.

3(5) Moderate assist

Assistance may be required with management of clothing, transferring, or washing hands.

2(2) Maximal assist

Assistance required in all aspects of toileting.

1(0) Total assist

Fully dependent in toileting.

변기에 앉고 일어날 수 있고 착/탈의가 가능하고 옷을 더럽히지 않고, 도움 없이 화장지를 이용할 수 있다. (K-MBI)

5(10) 독립 수행

환자가 변기에 다가가서 변기를 열고 닫고, 변기를 사용한 후에 옷을 다시 가다듬을 수 있다. 여러 가지 보조장비 (옷 집게, 지퍼 손잡이, 벽 손잡이 등)를 이용할 수 있다. 안전하게 균형을 유지할 수 있다. 밤에는 이동변기를 사용할 수 있고 그것을 비우고 세척을 할 수 있어야 한다.

4(8) 최소 도움

안전하고 정상적인 용변을 위해서 감시가 필요하다. 밤에는 이동변기가 필요할 수 있고 이동변기를 비우고 씻는 데는 도움이 필요하나. 화상지 순비에 도움이 필요할 수 있으며, 변기가 어디에 있는지 알려 줄 수도 있다.

3(5) 중등도 도움

착 탈의, 이동, 손 씻기에서 도움이 필요하다. 손 닦기, 옷 추스르기, 지퍼 열고 닫기 등을 할 때 이동이나 균형을 잡기 위해 타인의 감독이나 도움이 필요할 수 있다. 무엇이던 한 가지를 확실히 수행 가능이 가능하다. (특히, 회음부 위생)

2(2) 최대 도움

용변의 모든 과정에서 도움이 필요하다. 환자는 이동, 옷 입고 벗기, 화장지 사용, 회음부 위생에서 많은 도움이 요구된다.

1(0) 완전 도움

완전히 의존적이다.

5. Stair climbing 계단 오르내리기

The patient is able to go up and down a flight of stairs safely without help or supervision. The patient is able to use hand rails, cane, or crutches when needed and is able to carry these devices as he/she ascends or descends. (Suyah Shah et al.)

5(10) Independent

The patient is able to go up and down a flight of stairs safely without help or supervision. The patient is able to use hand rails, cane, or crutches when needed and is able to carry these devices as he/she ascends or descends.

4(8) Minimal assist

Generally no assistance is required. At times supervision is required for safety due to morning stiffness, shortness of breath etc.

3(5) Moderate assist

The patient is able to ascend/descend but is unable to carry walking aids, and needs supervision and assistance.

2(2) Maximal assist

Assistance is required in all aspects of stair climbing, including assistance with walking aids.

1(0) Total assist

The patient is unable to climb stairs.

스스로 계단을 안전하게 오르내릴 수 있다. 필요할 때에는 난간, 지팡이, 목발을 사용할 수 있으며, 계단을 오르내릴 때 보조장비를 가지고 갈 수 있다. (K-MBI)

5(10) 독립 수행

타인의 도움이나 관찰 없이 스스로 계단을 안전하게 오르내릴 수 있다. 필요할 때에는 난간, 지팡이, 목발을 사용할 수 있으며, 계단을 오르내리며 보조장비를 가지고 갈 수 있다.

4(8) 최소 도움

일반적으로 도움이 필요하지 않음. 가끔, 특히 오전에 사지 근육이 굳거나 숨이 찬 경우에 안전을 위해 감독이 필요하다.

3(5) 중등도 도움

계단을 오르내릴 수는 있으나, 보행 보조기를 나를 수 없으며, 감독이나 보조가 필요하다.

2(2) 최대 도움

계단을 오르는데 보행 보조기를 포함한 모든 면에서 도움이 필요하다. (도와주는 사람이 부축하는 경우)

1(0) 완전 도움

환자가 계단을 오를 수 없다. (도와주는 사람이 2명일 경우)

6. Dressing 옷 입고 벗기

The patient is able to put on, remove, and fasten clothing, tie shoelaces, or put on, fasten, remove corset, braces, as prescribed. (Suyah Shah et al.)

5(10) Independent

The patient is able to put on, remove, and fasten clothing, tie shoelaces, or put on, fasten, remove corset, braces, as prescribed.

4(8) Minimal assist

Only minimal assistance is required with fastening clothing, such as buttons, zips, bra, shoes etc.

3(5) Moderate assist

Assistance is needed in putting on, and/or removing any clothing.

2(2) Maximal assist

The patient is able to participate to some degree, but is dependent in all aspects of dressing.

1(0) Total assist

The patient is dependent in all aspects of dressing and is unable to participate in the activity.

옷을 입고 벗고 조이거나 신발 끈 메기, 코르셋이나 보조기를 조이고 벗기 등을 독립적으로 수행이 가능하다. (K-MBI)

5(10) 독립 수행

환자가 옷을 준비해서 입고 벗을 수 있고 옷과 신발 끈을 조이거나, 코르셋, 보조기, 의지를 조이고 벗을 수 있음. 환자는 속옷, 바지, 치마, 허리띠, 양말, 신발 끈을 조정할 수 있다. 브래지어, 목이 긴 스웨터, 지퍼, 단추 등을 관리할 수 있고, 벨크로, 지퍼, 손잡이 등 다양한 보조 장치도 이용할 수 있다. 이상의 동작들을 적절한 시간 내에 수행할 수 있다.

4(8) 최소 도움

옷을 조이는 과정(단추, 지퍼, 브래지어, 신발 등)에 타인의 도움이 약간 필요하다. 시작 과정에서는 도움이 필요하지만 옷을 입고 벗는 동작은 도움 없이 독립적인 수행이 가능하다. 옷장에서 옷을 꺼내거나 보조기나 의지를 착용하는 과정, 단추, 지퍼, 브래지어 등 옷을 조이는 과정에서 타인의 도움이 필요할 수도 있다. 이런 과정에서 유도, 재촉, 힌트가 필요할 수도 있고 동작 수행의 시간이 정상의 3배 이상 소요될 수도 있다.

3(5) 중등도 도움

옷을 입고 벗는 과정에서 타인의 도움이 필요하다. 입을 옷을 준비하거나 의상 부속품의 치장, 또는 옷을 입고 벗는 시작과 마무리 단계에서 타인의 도움이 필요하다.

2(2) 최대 도움

어느 정도 옷 입기는 참여하지만, 모든 과정에서 타인의 도움이 필요하다. 옷 입을 준비과정에서 타인의 도움이 최대한 필요하다. (환자가 스웨터에 팔을 끼울 수는 있으나 머리를 집어넣기 위해서는 타인의 도움이 필요하며, 다리를 집어넣고 바지를 올릴 수 있으나 나머지 부분은 타인의 도움이 필요하다. 브래지어에 팔을 끼울 수는 있으나 가슴에 맞추고 후크를 잠그는 것은 타인의 도움이 필요하다.)

1(0) 완전 도움

환자는 앞, 뒤로 기대거나 침대 난간을 이용할 수도 있다. 옷소매에 팔이나 다리를 집어넣거나 옷을 옮길 수도 있으나, 타인이 전적으로 옷을 입혀 주어야 한다.

The patient can control bowels and has no accidents, can use suppository, or take an enema when necessary. (Suyah Shah et al.)

5(10) Independent

The patient can control bowels and has no accidents, can use suppository, or take an enema when necessary.

4(8) Minimal assist

The patient may require supervision with the use of suppository or enema and has occasional accidents.

3(5) Moderate assist

The patient can assume appropriate position, but cannot use facilitatory techniques, or clean self without assistance and has frequent accidents. Assistance is required with incontinence aids such as pads etc.

2(2) Maximal assist

The patient needs help to assume appropriate position, and with bowel movement facilitatory techniques.

1(0) Total assist

The patient is bowel incontinent.

배변조절이 가능하고 실변은 없다. 필요한 경우 좌약이나 관장을 이용할 수 있다. (K-MBI)

5(10) 독립 수행

배변조절이 가능하고 실변은 없다. 필요한 경우 좌약이나 관장을 이용할 수 있다. 환자가 배변조절을 스스로 완벽히 할 수 있기 때문에 실변은 없다. 손가락 자극, 변비약이나 좌약 사용, 관장을 주기적으로 할 수 있다. 인공항문형성술을 한 경우에는 이를 독립적으로 관리를 할 수 있다.

4(8) 최소 도움

좌약투여나 관장 과정에서 감독이 필요할 수 있고 가끔 실변이 있다. 환자는 좌약이나 관장 혹은 기구를 사용할 때 감독이 필요하다. 실변은 드물지만 실변 예방을 위해서는 재촉 이나 힌트 혹은 규칙적 배변이 필요하다. 가끔 실변이 있으나 감독이 필요하다.

3(5) 중등도 도움

환자가 배변자세는 취할 수 있지만 종종 실변이 있고 장 운동촉진 방법을 할 수 없다. 항문 세척에 도움이 필요하고 실변 보조기구 착용을 위해 타인의 도움이 필요하다. 종종 실변이 있으나 적절한 배변자세를 취할 수 있음. 회음부 뒤처리에 도움이 필요하다.

2(2) 최대 도움

도와주어도 종종 실변을 할 수 있으며 패드착용이 필요하다.

1(0) 완전 도움

배변을 조절하지 못한다. 환자가 기저귀나 흡수용 패드를 착용해야 한다.

8. Bladder control 배뇨 조절

The patient is able to control bladder day and night, and/or is independent with internal or external devices. (Suyah Shah et al.)

5(10) Independent

The patient is able to control bladder day and night, and/or is independent with internal or external devices.

4(8) Minimal assist

The patient is generally dry by day and night, but may have an occasional accident, or need minimal assistance with internal or external devices.

3(5) Moderate assist

The patient is generally dry by day, but not at night, and needs some assistance with the devices.

2(2) Maximal assist

The patient is incontinent but is able to assist with the application of an internal or external device.

1(0) Total assist

The patient is dependent in bladder management, is incontinent, or has indwelling catheter.

독립적으로 배뇨조절이 가능하고, 약물이나 기구 사용은 스스로 할 수 있으며 패드나 기저귀가 젖기 전에 스스로 교환할 수 있다. (K-MBI)

5(10) 독립 수행

배뇨조절이 항시로 가능하며 보조기구를 독립적으로 사용할 수 있다. 독립적으로 배뇨조절이 가능하고, 약물이나 기구 사용을 스스로 할 수 있으며 패드나 기저귀가 젖기 전에 스스로 교환할 수 있다.

4(8) 최소 도움

대체적으로 실뇨가 낮과 밤 모두 없으나 가끔 발생하고 기구 사용에 약간의 도움이 필요하다. 화장실을 찾을 수 없거나 빨리 찾지 못하면 실뇨를 할 수 있다. 기구 사용이나 기구 사용 준비를 위해 약간의 도움이 필요할 수 있다. 배뇨조절 위해 약물치료가 필요할 수 있다. 실뇨 예방을 위해서는 재촉이나 힌트 혹은 규칙적 배뇨가 필요할 수 있다.

3(5) 중등도 도움

일반적으로, 실뇨가 낮에는 없지만 밤에는 있고, 기구 사용에 도움이 필요하다. 배뇨는 할 수 있지만 배뇨자세를 취하거나 기구, 패드 혹은 다른 기구 사용에 도움이 필요하다. 음경을 소변 통에 넣을 수 있고 다리를 벌린 상태로 유지할 수 있으며 도뇨관을 삽입할 수 있지만 가끔 실뇨가 있다. 유도, 힌트, 감독이 필요할 경우도 있다.

2(2) 최대 도움

실뇨는 있지만, 삽입 혹은 외부용 기구 사용으로 도움을 받을 수 있다. 배뇨자세를 취하기 위해서는 도움이 필요하지만 소변기를 제자리에 유지하고 있을 수 있다. 외부 도뇨기구, 튜브, 배뇨백 관리에 모두 도움이 필요하다. 실뇨는 있지만 기구사용으로 도움이 될 수 있다.

1(0) 완전 도움

배뇨조절이 의존적이며 실뇨가 있거나 지속적 도뇨를 하고 있다. 도뇨를 할 수 있지만 밤낮 모두 실뇨가 있고 매일 젖어 있다. 외부 도뇨, 배뇨백, 야간백 사용 모두 도움이 필요하다.

9. Ambulation 보행

The patient must be able to use crutches, canes, or a walker etm, and walk 50 meters/yards without help or supervision. (Suyah Shah et al.)

5(15) Independent
The patient must be able to wear braces if required, lock and unlock these braces, assume standing position, sit down, and place the necessary aids into position for use.

4(12) Minimal assist
The patient is independent in ambulation but unable to walk 50 yards/meters without help, or supervision is needed for confidence or safety in hazardous situations.

3(8) Moderate assist
Assistance is required with reaching aids and/or their manipulation. One person is required to offer assistance.

2(3) Maximal assist
Constant presence of one or more assistants is required during ambulation.

1(0) Total assist
Dependent in ambulation.

보조기 착용과 목발, 지팡이, 보행기를 사용할 수 있고 도움이나 감독 없이 50m 이상 보행할 수 있다. (K-MBI)

5(15) 독립 수행
의지, 보조기, 특수 신발보조기를 착용할 수 있어야 하고 안전장치를 풀거나 잠글 수 있다. 서거나 앉았을 때를 고려하여 보조도구를 사용할 수 있는 위치로 놓을 수 있다. 목발, 지팡이, 보행기를 사용할 수 있고 도움이나 감독 없이 50미터(야드) 이상 보행할 수 있다. 복도를 왕복할 수 있고 길을 잃거나 넘어질 위험이 없어야 한다.

4(12) 최소 도움
독립적인 보행이 가능하지만 도움 없이 50미터 이상을 보행할 수 없거나, 위험한 상황에서는 안전을 위하여 감독이 필요하다. 보행에 시간이 오래 걸리고 힌트나 재촉이 필요하다. 감독이 필요한 정도이다.

3(8) 중등도 도움
보행보조기구를 잡기 위한 도움, 보조기구의 조작을 위한 도움이 필요하다. 도움을 제공하기 위해 한 명이 필요하다. 길모퉁이를 돌 때, 문지방을 넘을 때, 불규칙한 지면을 지날 때 도움이 필요하지만 보행은 가능하다.

2(3) 최대 도움
보행을 위해 최대한 도움이 필요하다. 보행하는 동안 지속적으로 최소 한 명 이상의 도움이 필요하다.

1(0) 완전 도움
완전 스스로 보행할 수 없다. 보행을 할 수 없으며 보행을 위해서는 두 명의 도움이 필요하다. → 의자차 항목으로 평가

To propel wheelchair independently, the patient must be able to go around corners, turn around, manoeuvre the chair to a table, bed, toilet, etc. at least 50 meters/yards. (Suyah Shah et al.)

5(5) Independent

To propel wheelchair independently, the patient must be able to go around corners, turn around, manoeuvre the chair to a table, bed, toilet, etc. The patient must be able to push a chair at least 50 meters/yards.

4(4) Minimal assist

The patient can propel self for a reasonable duration over regularly encountered terrain. Minimal assistance may still be required in "tight corners".

3(3) Moderate assist

Presence of one person is necessary and constant assistance is required to manipulate chair to table, bed etc.

2(1) Maximal assist

Patient can propel self short distances on flat surface, but assistance is required for all other steps of wheelchair management.

1(0) Total assist

Dependent in wheelchair ambulation

휠체어를 운전하여 50m 이상 갈 수 있다. 코너를 돌 수 있고 회전할 수 있고 탁자, 침대, 화장실 가까이로 조종할 수 있다. (K-MBI)

5(5) 독립 수행

휠체어를 독립적으로 밀기 위해서는 길모퉁이 주위를 다닐 수 있고, 회전할 수 있고 탁자, 침대, 화장실 등에서 조작할 수 있어야만 된다. 환자는 휠체어를 적어도 50m는 밀수 있어야 한다.

4(4) 최소 도움

환자가 평범한 지면에서는 의자차 보행을 충분한 시간 동안 혼자 사용할 수 있지만, 좁은 길모퉁이에서는 약간의 도움이 필요하다. 제한된 공간에서 의자차를 조작할 때 도움이나 구두 지시가 필요하다.

3(3) 중등도 도움

한 명의 도움이 필요하다. 탁자나 침대 등 가구 주위나 제한된 공간에서 조작할 때는 지속적으로 한 명의 도움이 필요하다.

2(1) 최대 도움

평지에서 의자차를 단거리로는 전진시킬 수 있으나 그 외의 모든 의자차 조작에 도움이 필요하다. 대부분의 시간 동안 의자차를 사용하는데 도움이 필요하고, 특히 브레이크를 잠그거나 팔걸이와 쿠션 위치를 조절할 때 그리고 가구 주위나, 바닥깔개가 느슨하거나 울퉁불퉁한 지형을 이동할 때는 도움이 필요하다.

1(0) 완전 도움

의자차 보행에 전적인 도움이 필요하다.

10. Chair-Bed transfer 의자-침대 이동

The patient can safely approach the bed in a wheelchair, lock the brakes, lift the footrests, move safely to bed, he down, come to a sitting position on the side of the bed, change the position of the wheelchair, transfer back into it safely. (Suyah Shah et al.)

5(15) Independent

The patient can safely approach the bed in a wheelchair, lock the brakes, lift the footrests, move safely to bed, he down, come to a sitting position on the side of the bed, change the position of the wheelchair, transfer back into it safely. The patient must be independent in all phases of this activity.

4(12) Minimal assist

The presence of another person is required either as a confidence measure, or to provide supervision for safety.

3(8) Moderate assist

The transfer requires the assistance of one other person. Assistance may be required in any aspect of the transfer.

2(3) Maximal assist

Able to participate but maximum assistance of one other person is required in all aspects of the transfer.

1(0) Total assist

Unable to participate in a transfer. Two attendants are required to transfer the patient with or without a mechanical device.

의자차로 침대까지 안전하게 접근하여 제동장치를 잠그고 발판을 들어 올린 후 침대로 이동하여 누울 수 있으며, 반대로 침대 모서리에 앉아 의자차를 제대로 위치시킨 후 의자차로 안전하게 이동할 수 있다. (K-MBI)

5(15) 독립 수행

의자차로 침대까지 안전하게 도달하여 제동장치를 잠그고 발판을 들어 올린 후 침대로 이동하여 누울 수 있으며, 반대로 침대 모서리에 앉아 의자차를 제대로 위치시킨 후 의자차로 안전하게 이동할 수 있다. 보행이 가능하다면 설 수 있으며 의자에서 앉고 서거나 침대에서 의자로의 이동을 안전하게 하여야 한다.

4(12) 최소 도움

확신을 주기 위해 혹은 안전 감독을 위해 한 명이 필요하다. 슬라이딩 보드를 조절하고, 의자차의 발판을 움직일 수 있고, 의자를 고정시키고 제동장치를 조정할 수 있다. 최소의 도움만 필요로 한다.

3(8) 중등도 도움

환자의 이동을 위해 한 명의 도움이 필요하며, 도움은 이동 동작의 어느 과정에서도 필요할 수 있다.

2(3) 최대 도움

이동하는데 환자가 참여하기는 하지만 이동동작의 전 과정에서 한 명의 최대한의 도움이 필요하다.

1(0) 완전 도움

이동에 환자가 전혀 도움이 되지 못하며, 장비의 사용 여부에 상관없이 이동하기 위해 두 명의 도움이 필요하다.

SCIM-Ⅲ

(Spinal Cord Independence Measure-Ⅲ)

Manual

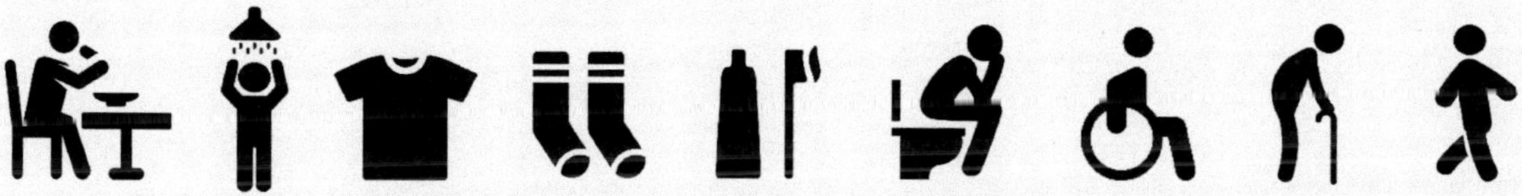

1. Feeding 식사하기

cutting, opening containers, pouring, bringing food to mouth, holding cup with fluid

Score	Description
3	Eats and drinks independently; does not require assistance or adaptive devices
2	Eats independently; needs adaptive devices or assistance only for cutting food and/or pouring and/or opening containers
1	Needs partial assistance for eating and/or drinking, or for wearing adaptive devices
0	Needs parenteral, gastrostomy, or fully assisted oral feeding

2. Bathing 목욕하기

soaping, washing, drying body and head, manipulating water tap

A – Upper body

Score	Description
3	Washes independently; does not require adaptive devices or specific setting (not customary for healthy people) (adss)
2	Washes independently with adaptive devices or in a specific setting (e.g., bars, chair)
1	Requires partial assistance
0	Requires total assistance

B – Lower body

Score	Description
3	Washes independently; does not require adaptive devices (adss) or specific setting
2	Washes independently with adaptive devices or in a specific setting (adss)
1	Requires partial assistance
0	Requires total assistance

3. Dressing 옷 입고 벗기

clothes, shoes, permanent orthoses: dressing, wearing, undressing

A – Upper body

4	Dresses (any cloth) independently; does not require adaptive devices or specific setting
3	Independent with cwobzl; does not require adss; needs assistance or adss only for bzl
2	Independent with cwobzl; requires adaptive devices and/or specific settings (adss)
1	Requires partial assistance with clothes without buttons, zippers or laces (cwobzl)
0	Requires total assistance

B – Lower body

4	Dresses (any cloth) independently; does not require adaptive devices or specific setting
3	Independent with cwobzl; does not require adss; needs assistance or adss only for bzl
2	Independent with cwobzl; requires adaptive devices and/or specific settings (adss)
1	Requires partial assistance with clothes without buttons, zippers or laces (cwobzl)
0	Requires total assistance

4. Grooming 치장하기

washing hands and face, brushing teeth, combing hair, shaving, applying makeup

3	Grooms independently without adaptive devices
2	Grooms independently with adaptive devices
1	Requires partial assistance
0	Requires total assistance

5. Respiration 호흡

Score	Description
10	Breathes independently without assistance or device
8	Breathes independently without TT; requires little assistance or stimulation for coughing
6	Breathes independently without TT; requires oxygen, much assistance in coughing, a mask (e.g., peep) or IAV (bipap)
4	Breathes independently with TT; requires little assistance in coughing or TT management
2	Breathes independently with TT; requires oxygen, much assistance in coughing or TT management
0	Requires tracheal tube (TT) and permanent or intermittent assisted ventilation (IAV)

6. Sphincter management 괄약근 조절-배뇨

Score	Description
15	RUV < 100cc; continent; does not use external drainage instrument
13	RUV < 100cc; needs only external urine drainage; no assistance is required for drainage
11	Intermittent self-catheterization; continent between catheterizations; does not use external drainage instrument
9	Intermittent self-catheterization; uses external drainage instrument; does not need assistance for applying
6	RUV < 100cc or intermittent self-catheterization; needs assistance for applying drainage instrument
3	Residual urine volume (RUV) > 100cc; no regular catheterization or assisted intermittent catheterization
0	Indwelling catheter

7. Sphincter management 괄약근 조절-배변

10 Regular bowel movements, without assistance; no accidents

8 Regular bowel movements, without assistance; rare accidents (less than twice a month)

5 Regular timing, but requires assistance (e.g., for applying suppository); rare accidents (less than twice a month)

0 Irregular timing or very low frequency (less than once in 3 days) of bowel movements

8. Use of toilet 용변처리

cutting, opening containers, pouring, bringing food to mouth, holding cup with fluid

5 Uses toilet independently; does not require adaptive devices or special setting)

4 Uses toilet independently in all tasks but needs adaptive devices or special setting (e.g., bars)

2 Requires partial assistance; cleans self independently

1 Requires partial assistance; does not clean self

0 Requires total assistance

9. Mobility in bed and action to prevent pressure cores
침상동작과 욕창방지를 위한 동작

6	Performs all the bed mobility and pressure release activities independently
4	Performs two or three of the activities without assistance
2	Performs one of the activities without assistance
0	Needs assistance in all activities: turning upper body in bed, turning lower body in bed, sitting up in bed, doing push-ups in wheelchair, with or without adaptive devices, but not with electric aids

10. Transfer: bed-wheelchair
이동: 침대-휠체어

locking wheelchair, lifting footrests, removing and adjusting arm rests, transferring, lifting feet

2	Independent (or does not require wheelchair)
1	Needs partial assistance and/or supervision, and/or adaptive devices (e.g., sliding board)
0	Requires total assistance

11. Transfer: wheelchair-toilet-tub
이동:침대-변기-욕조

If uses toilet wheelchair: transfers to and from; if uses regular wheelchair: locking wheelchair, lifting footrests, removing and adjusting armrests, transferring, lifting feet

2	Independent (or does not require wheelchair)
1	Needs partial assistance and/or supervision, and/or adaptive devices (e.g., grab-bars)
0	Requires total assistance

12. 13. 14. Mobility indoors / Mobility for moderate distances / Mobility outdoors 실내 이동 / 중등도 거리 이동 / 실외 이동

8	Walks without walking aids
7	Needs leg orthosis only
6	Walks with one cane
5	Walks with crutches or two canes (reciprocal walking)
4	Walks with a walking frame or crutches (swing)
3	Requires supervision while walking (with or without devices)
2	Moves independently in manual wheelchair
1	Needs electric wheelchair or partial assistance to operate manual wheelchair
0	Requires total assistance

15. Stair management 계단 이동

3	Ascends and descends at least 3 steps without any support or supervision
2	Ascends and descends at least 3 steps with support of handrail and/or crutch or cane
1	Ascends and descends at least 3 steps with support or supervision of another person
0	Unable to ascend or descend stairs

16. Transfer: Wheelchair-car
이동:휠체어-자동차

approaching car, locking wheelchair, removing arm- and footrests, transferring to and from car, bringing wheelchair into and out of car

2	Transfers independent; does not require adaptive devices (or does not require wheelchair)
1	Needs partial assistance and/or supervision and/or adaptive devices
0	Requires total assistance

17. Transfer: ground-wheelchair
이동: 바닥-휠체어

1	Transfers independent with or without adaptive devices (or does not require wheelchair)
0	Requires assistance

S-IADL/K-IADL

(Instrumental activities of daily living)

Manual

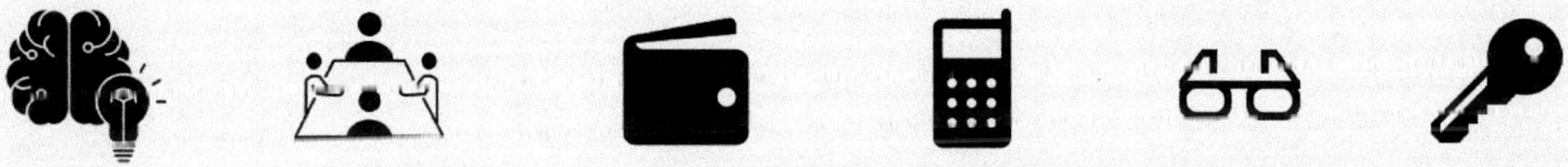

#일상생활 활동-복합(Seoul-Instrumental Activities of Daily Living; S-IADL)

* 최근 한달 간의 상태를 고려하여 "현재실행"과 "잠재능력" 모두 표시해 주십시오.

* "현재실행"은 실제로 지금 하고 있는지의 실행여부를 평가하는 것이고, "잠재능력"은 실제로 지금하고 있지는 않지만, 만약에 직접 한다면 얼마나 할 수 있는지 능력여부를 평가하는 것입니다. 예를 들어, 3. 음식준비, 요리하기 경우 지금 식사준비나 요리 등을 다른 사람이 해서 전혀 하고 있지 않다면 현재실행은 ③이 됩니다. 하지만 실재로 요리를 할 경우, 음식을 만들긴 해도, 간이 맞질 않거나 음식 맛이 떨어진다면 잠재능력은 ②가 됩니다. 그 외 지금까지도 한번도 해본 적이 없다면 "해당 없음"에 표시하고, 그렇지만 현재 기능 상태를 고려했을 때, 직접 음식을 만든다면 어느 정도나 할 수 있을지를 "잠재능력"에 표시해 주십시오.

	현재실행	잠재능력
1. 전화사용 : 필요한 전화번호를 찾기, 전화 걸기, 전화 받기 등을 혼자 하십니까? • • 모르는 전화번호도 전화번호부를 찾거나 114 안내를 통해서 전화를 건다. ① 아주 잘 아는 전화번호 몇 개만 전화를 건다. ② 혼자서 전화를 받을 수는 있지만 걸지는 못한다. ③ 전혀 전화를 받지도 걸지도 못한다.		
2. 물건사기, 쇼핑 : 상점에 가서 필요한 물건을 고르고, 정확한 액수의 돈을 지불합니까? • • 다른 사람의 도움 없이 필요한 물건을 고르고 정확한 액수의 돈을 지불한다. ① 필요한 물건 한 두 가지 정도만 혼자서 구입하며, 도움을 주면 여러 가지 물건도 구입한다. ② 물건을 고르거나 돈을 지불할 때, 항상 동행하는 사람이 도와주어야 한다. ③ 물건을 전혀 구입하지 않는다.		
3. 음식준비, 요리하기 : 재료를 준비해서 요리를 하거나 밥상을 차리는데 다른 사람의 도움 없이 합니까? • • 다른 사람의 도움 없이 직접 요리를 하고 밥상을 차린다. ① 음식을 만들어 밥상을 차리기는 하나 간이 맞질 않거나 음식 맛이 떨어진다. ② 누군가 음식을 만들어 놓으면, 찾아 먹거나 데워먹기는 한다. ③ 음식 준비를 스스로 하지 않는다. □ 해당 없음 : 지금껏 요리를 하거나 밥상을 차려본 적이 한번도 없다.		

	현재실행	잠재능력
4. 집안일 하기 : 청소, 설거지, 집안수리, 집 주변 쓸기, 손 빨래 같은 집안 일을 예전처럼 잘 합니까? • • 별다른 어려움 없이 혼자 한다. ① 설거지, 침구정리 등 몇 가지 가벼운 일만 깔끔하게 하는 편이다. ② 가벼운 집안 일을 하기는 하지만 깔끔하지 못해 다른 사람이 다시 손 봐야 한다. ③ 집안 일을 전혀 하지 않으며, 다른 사람의 도움에 전적으로 의지하고 있다.		
5. 대중교통 이용 : 버스, 전철, 택시 등의 대중교통을 이용하거나 직접 차를 몰고 먼 거리를 다녀옵니까? • • 대중교통을 이용해 혼자 다니거나, 직접 운전을 한다 ① 버스나 전철을 이용할 때 다른 사람의 도움이 필요하다. ② 택시나 자가용을 이용할 경우에도 도움이 필요하다. ③ 먼 거리 여행을 하지 못한다.		
6. 근거리 외출 : 교통수단을 이용하지 않고 가까운 슈퍼나 약수터, 경로당 등 걸어서 다녀올 수 있는 곳의 외출을 도움 없이 합니까? • • 누군가의 도움 없이도 가까운 거리는 혼자 외출한다. ① 지리에 익숙한 몇 곳(약수터, 상점, 시장 등)만 혼자 외출한다. ② 외출을 하려면 누군가 동행해야 한다. ③ 외출을 전혀 하지 않고 집에만 있으려 한다.		
7. 약 챙겨먹기 : 정해진 시간에 정해진 양의 약을 혼자서 잘 챙겨 드십니까? • • 도움 없이도 정확한 시간에 올바른 양의 약을 먹는다. ① 약을 준비해주면, 제 시간에 혼자 약을 먹는다. ② 약 먹을 시간을 알려주면, 혼자서 약을 먹는다. ③ 약을 먹을 때마다 항상 다른 사람이 챙겨주어야 한다.		
8. 자기 돈 관리 : 용돈이나 공과금 통장 관리, 재산 관리 등 돈 관리를 혼자 합니까? • • 도움 없이도 돈 관리를 할 수 있으며, 돈의 쓰임새를 알고 있다. ① 집안의 사소한 하루하루 수입 지출(반찬거리, 집안용품)은 할 수 있으나, 공과금 납부 같은 은행일이나 중요한 돈 관리는 누군가의 도움을 받아야 한다. ② 자신의 간단한 용돈관리만 한다. ③ 금전관리를 전혀 하지 않는다		

	현재실행	잠재능력
9. 몸단장 및 치장 : 머리 빗기, 면도, 화장, 손톱 깎기 등 몸단장을 혼자 합니까? • • 다른 사람의 도움 없이 혼자의 힘으로 직접 도구(빗, 화장품, 손톱 깎기 등)를 찾아서 몸단장 한다. ① 도구를 찾아주면 혼자서 빗질, 면도/화장, 손톱 깎기 등을 한다. ② 도구를 찾아주어도 이 중 한 두 가지는 도움을 받아야 한다. ③ 다른 사람의 도움을 받지 않고는 이 모든 것들을 하지 못한다.		
10. 가전제품 이용 : TV, 세탁기, 청소기, 다리미, 헤어드라이어 등 가전제품을 사용합니까? • • 전원을 끄고 켜는 것이 가능하며, 버튼을 조작하여 작동시킬 수 있다. ① 전원을 끄고 켜는 것은 가능하며, 작동시키기 위해서는 약간의 도움이 필요하다. ② 전원을 끄고 켜는 것만 가능하다. ③ 가전제품을 사용하지 않으며, 사용하기 위해서는 전적으로 도움이 필요하다.		
11. 소지품 관리하기 : 옷, 안경, 지갑, 열쇠, 휴대폰 등과 같은 자신의 소지품들을 혼자 관리합니까? • • 별다른 도움 없이도 자기 물건을 지정된 곳에 놓고 다시 찾을 수 있다. ① 자신의 소지품을 찾지 못하는 경우가 가끔 있다. ② 소지품을 어디에 놓았는지 찾지 못하는 경우가 자주 있다. ③ 소지품을 찾지 못해 항상 옆에서 찾아주어야 한다.		
12. 문단속하기 : 열쇠나 비밀번호 등을 이용하여 대문을 정확하게 열거나 닫습니까? • • 다른 사람의 도움 없이도 문단속을 잘 한다. ① 문단속하도록 이야기하면, 혼자 문을 열고 잠근다. ② 문단속을 하기는 하나 제대로 하지 못해 항상 확인해봐야 한다. ③ 문단속을 하지 않는다.		
13. 약속과 모임 지키기 : 사전에 계획된 모든 종류의 모임(야유회나 소풍, 집안 생일, 제사) 등, 다른 사람들과의 약속이나 모임을 잘 지켰습니까? • • 달력에 적어놓거나 기억을 잘 해서, 대부분의 약속을 잘 지켰다. ① 대체로 잘 기억하는 편이지만, 가끔씩 잊어버리고 약속을 못 지킬 때도 있다. ② 약속이 있는 날이나 그 전날, 옆에서 약속시간을 가르쳐 줘야 기억할 수 있다. ③ 약속을 가르쳐 주었음에도 불구하고, 약속 자체를 기억하지 못한다.		

	현재실행	잠재능력
14. 최근에 있었던 일 이야기하기 : 최근 한 달 동안 있었던 집안 일이나, 국내의 중요한 뉴스 등에 대해 이야기 합니까? • • 간접적으로 전해 들었거나 TV에서 본 것 등을 기억해서 이야기한다. ① 전해들은 것은 자주 잊어버리지만 직접 봤던 일에 대해서는 이야기한다. ② 직접 봤던 일도 종종 잊어버려 이야기하지 못하는 때가 있다. ③ 최근에 있었던 일을 전혀 이야기하지 못한다.		
15. 여가활동, 취미생활 : 예전부터 해오던 화투, 장기, 바둑, 뜨개질, 정원 가꾸기 등의 소일거리나 마실, 노인정 가기와 같은 여가, 취미생활을 합니까? • • 주위의 도움 없이 자신이 원하는 취미생활을 항상 하고 있다. ① 가끔씩 취미생활을 하는 편이다. ② 취미생활이 상당히 제한되어 있어서 기껏해야 노인정에서 가서 대화하는 정도다. ③ 여가활동이나 취미생활을 하지 않는다.		
점 수	/45	/45

#한국판 IADL(Korean version of Instrumental Activities of Daily Living; K-IADL)

* 환자의 최근 한 달간의 상태를 고려하여 해당 사항에 동그라미 쳐주세요.

* 원래 하지 않았던 일은 "해당 없음"에 표시해 주십시오.

항 목	0	1	2	3	
1. 시장보기 상점에 가서 계획한 물건들을 잊지 않으며 돈 계산에 실수 없이 구매합니까?	혼자 가능	약간 도움이 필요	많은 도움이 필요	불가능	해당 없음
2. 교통 수단 이용 대중 교통을 이용하거나 스스로 운전해서 길을 잃지 않고 목적지에 갑니까?	혼자 가능	약간 도움이 필요	많은 도움이 필요	불가능	해당 없음
3. 돈 관리 용돈을 관리하고, 은행에 가서 저축을 하는 등의 돈과 관련된 일을 처리합니까?	혼자 가능	약간 도움이 필요	많은 도움이 필요	불가능	해당 없음
4. 기구 사용과 집안일 하기 진공청소기, 다리미 등의 기구들을 잘 다루고 일상적인 집안일(예: 청소, 화초 물주기, 설거지)을 예전처럼 말끔하게 합니까?	혼자 가능	약간 도움이 필요	많은 도움이 필요	불가능	해당 없음
5. 음식 준비 적절한 식사를 계획하여 재료를 준비하고, 예전과 같이 맛있게 음식을 만듭니까?	혼자 가능	약간 도움이 필요	많은 도움이 필요	불가능	해당 없음
6. 전화 사용 필요한 전화번호를 수첩에서 찾거나 기억하여 전화를 겁니까?	혼자 가능	약간 도움이 필요	많은 도움이 필요	불가능	해당 없음

항 목	0	1	2	3	
7. 약 복용 시간과 용량을 잘 지켜 약을 먹습 니까?	혼자 가능	약간 도움이 필요	많은 도움이 필요	불가능	해당 없음
8. 최근 기억 약속, 어제의 일 또는 다른 사람에게 전달해야 할 전화 내용 등을 기억합니까?	정상	약간 어려움 있음	많은 어려움 있음	불가능	해당 없음
9. 취미 생활 종교, 독서, 바둑, 장기, 화투, 산책, 등산, 운동 등의 예전에 하던 취미를 그대로 잘 수행합니까?	정상	약간 어려움 있음	많은 어려움 있음	불가능	해당 없음
10. 텔레비전 시청 집중해서 텔레비전을 보며 그 내용을 이해합니까?	정상	약간 어려움 있음	많은 어려움 있음	불가능	해당 없음
11. 집안 수리 못박기나 전구 끼우기 같은 집안 잡일을 수행합니까?	혼자 가능	약간 도움이 필요	많은 도움이 필요	불가능	해당 없음
총 점	/ 33 "해당 없음" 문항 수 ( )문항				

* 최종 점수는"해당 없음"항목을 제외한 항목들로 산출함.
채점된 항목의 점수 합/ 채점된 항목수

Lawton's IADL

(Instrumental activities of daily living)

Manual

A. Ability to use telephone

Score	Item
1	Operates telephone on own initiative; looks up and dials numbers
1	Dials a few well-known numbers
1	Answers telephone, but does not dial
0	Does not use telephone at all

B. Shopping

Score	Item
1	Takes care of all shopping needs independently
0	Shops independently for small purchases
0	Needs to be accompanied on any shopping trip
0	Completely unable to shop

C. Food preparation

Score	Item
1	Plans, prepares, and serves adequate meals independently
0	Prepares adequate meals if supplied with ingredients
0	Heats and serves prepared meals or prepares meal but does not maintain adequate diet
0	Needs to have meals prepared and served

D. Housekeeping

Score	Item
1	Maintains house alone with occasion assistance (heavy work)
1	Performs light daily tasks such as dishwashing, bed making
1	Performs light daily tasks, but cannot maintain acceptable level of cleanliness
1	Needs help with all home maintenance tasks
0	Does not participate in any housekeeping tasks

E. Laundry

Score	Description
1	Does personal laundry completely
1	Launders small items, rinses socks, stockings, etc
0	All laundry must be done by others

F. Mode of transportation

Score	Description
1	Travels independently on public transportation or drives own car
1	Arranges own travel via taxi, but does not otherwise use public transportation
1	Travels on public transportation when assisted or accompanied by another
0	Travel limited to taxi or automobile with assistance of another
0	Does not travel at all

G. Responsibility for own medications

Score	Description
1	Is responsible for taking medication in correct dosages at correct time
0	Takes responsibility if medication is prepared in advance in separate dosages
0	Is not capable of dispensing own medication

H. Ability to handle finances

Score	Description
1	Manages financial matters in dependently(budgets, writes checks, pays rent and bills, goes to bank); collects and keeps track of income
1	Manages day–to–day purchases, but needs help with banking, major purchases, etc
0	Incapable of handling money

*Scoring: For each category, circle the item description that most closely resembles the client's highest functional level (either 0 or 1).

WHODAS 2.0 Korean version

(World Health Organization Disability Assessment Schedule 2.0)

Manual

Korean WHODAS 2.0 (12-Item Version)

* 12항목 버전, 자가-기입식

본 설문지는 건강상태로 인해 겪는 어려움에 대한 설문들로 구성되어 있습니다. 건강상태에는 질환, 질병, 장기간 또는 단기간 지속되는 기타 건강문제, 손상, 정신적 또는 정서적 문제 및 알코올이나 약물과 관련된 문제들이 포함됩니다.

지난 30일 동안 본인이 다음 활동을 하는 동안 얼마나 어려웠는지 생각하면서 질문에 답해주시기 바랍니다.

각 질문마다 하나의 답에만 동그라미 하십시오.

지난 30일 동안, 본인은 다음 항목에서 얼마나 어려움이 있었습니까?						
		0점	1점	2점	3점	4점
S1	장시간 이를 테면 30분 서 있기	없음	약간	중간	심한	극심한 또는 할 수 없음
S2	본인 가정 책무 돌보기	없음	약간	중간	심한	극심한 또는 할 수 없음
S3	새로운 과제 학습하기, 예를 들면 새로운 장소로 어떻게 가는지 학습하기	없음	약간	중간	심한	극심한 또는 할 수 없음
S4	본인은 다른 사람들이 할 수 있는 것과 같은 방식으로 지역사회 활동에 참여(예: 축제, 종교 또는 다른 활동)하는데 얼마나 많은 문제가 있었습니까?	없음	약간	중간	심한	극심한 또는 할 수 없음
S5	본인 건강문제들이 본인에게 정서적으로 얼마나 많은 영향을 미쳤습니까?	없음	약간	중간	심한	극심한 또는 할 수 없음

지난 30일 동안, 본인은 다음 항목에서 얼마나 어려움이 있었습니까?						
		0점	1점	2점	3점	4점
S6	10분 동안 어떤 것을 하는데 집중하기	없음	약간	중간	심한	극심한 또는 할 수 없음
S7	장거리 이를테면 1Km(또는 그에 대응하는) 걷기	없음	약간	중간	심한	극심한 또는 할 수 없음
S8	본인 몸 전체 씻기	없음	약간	중간	심한	극심한 또는 할 수 없음
S9	옷 입기	없음	약간	중간	심한	극심한 또는 할 수 없음
S10	본인이 모르는 사람 대하기	없음	약간	중간	심한	극심한 또는 할 수 없음
S11	친분 유지하기	없음	약간	중간	심한	극심한 또는 할 수 없음
S12	본인 일상의 일	없음	약간	중간	심한	극심한 또는 할 수 없음

질문		
H1	지난 30일 동안, 전반적으로 이러한 어려움을 겪는 날이 며칠입니까?	일 수를 기입하십시오 ________일
H2	지난 30일 동안, 본인의 건강상태로 인해 평소 활동이나 일을 전혀 하지 못한 날은 며칠입니까?	일 수를 기입하십시오 ________일
H3	지난 30일 동안, 활동이나 일을 전혀 하지 못했던 날은 제외하고, 건강상태로 인해 일상생활이나 일을 줄여야 했던 날은 며칠입니까?	일 수를 기입하십시오 ________일

Korean Cultural Adaptation of WHODAS 2.0 (36-Item Version)

* 36항목 버전, 자가-기입식

본 설문지는 건강상태로 인해 겪는 어려움에 대한 설문들로 구성되어 있습니다. 건강상태에는 질환, 질병, 장기간 또는 단기간 지속되는 기타 건강문제, 손상, 정신적 또는 정서적 문제 및 알코올이나 약물과 관련된 문제들이 포함됩니다.

지난 30일 동안 본인이 다음 활동을 하는 동안 얼마나 어려웠는지 생각하면서 질문에 답해주시기 바랍니다.

각 질문마다 하나의 답에만 동그라미 하십시오.

지난 30일 동안, 본인은 다음 항목에서 얼마나 어려움이 있었습니까?						
이해하기와 대화하기						
		0점	1점	2점	3점	4점
D1.1	10분 동안 뭔가에 집중하기	없음	약간	중간	심한	극심한 또는 할 수 없음
D1.2	해야 할 중요한 것들 기억하기	없음	약간	중간	심한	극심한 또는 할 수 없음
D1.3	일상생활에서 문제를 분석하고 해결하는 방법 찾기	없음	약간	중간	심한	극심한 또는 할 수 없음
D1.4	새로운 과제 배우기(예: 새로운 장소로 가는 방법 배우기)	없음	약간	중간	심한	극심한 또는 할 수 없음
D1.5	사람들이 말하는 것을 전반적으로 이해하기	없음	약간	중간	심한	극심한 또는 할 수 없음
D1.6	대화를 시작하고 지속하기	없음	약간	중간	심한	극심한 또는 할 수 없음

이동						
		0점	1점	2점	3점	4점
D2.1	장시간 동안 서있기 (예: 30분 동안 서있기)	없음	약간	중간	심한	극심한 또는 할 수 없음
D2.2	앉은 자세에서 일어서기(예: 의자에서 일어서기)	없음	약간	중간	심한	극심한 또는 할 수 없음
D2.3	본인의 집 안에서 이동하기	없음	약간	중간	심한	극심한 또는 할 수 없음
D2.4	본인의 집 밖으로 나가기	없음	약간	중간	심한	극심한 또는 할 수 없음
D2.5	장거리 걷기(예: 1km 또는 그에 상응하는 거리)	없음	약간	중간	심한	극심한 또는 할 수 없음

자기관리						
		0점	1점	2점	3점	4점
D3.1	몸 전체 씻기	없음	약간	중간	심한	극심한 또는 할 수 없음
D3.2	옷 입기	없음	약간	중간	심한	극심한 또는 할 수 없음
D3.3	먹기	없음	약간	중간	심한	극심한 또는 할 수 없음
D3.4	며칠 동안 혼자 지내기	없음	약간	중간	심한	극심한 또는 할 수 없음

사람들과 어울리기						
		0점	1점	2점	3점	4점
D4.1	낯선 사람 대하기	없음	약간	중간	심한	극심한 또는 할 수 없음
D4.2	친구관계 유지하기	없음	약간	중간	심한	극심한 또는 할 수 없음
D4.3	가까운 사람들과 어울리기	없음	약간	중간	심한	극심한 또는 할 수 없음
D4.4	새 친구 사귀기	없음	약간	중간	심한	극심한 또는 할 수 없음
D4.5	성 생활	없음	약간	중간	심한	극심한 또는 할 수 없음

일상생활 활동						
		0점	1점	2점	3점	4점
D5.1	집안일 처리하기	없음	약간	중간	심한	극심한 또는 할 수 없음
D5.2	중요한 집안일 잘 하기	없음	약간	중간	심한	극심한 또는 할 수 없음
D5.3	해야 할 모든 집안일 끝내기	없음	약간	중간	심한	극심한 또는 할 수 없음
D5.4	제시간에 집안일 끝내기	없음	약간	중간	심한	극심한 또는 할 수 없음

		0점	1점	2점	3점	4점
D5.5	일상적인 직장/학교 생활	없음	약간	중간	심한	극심한 또는 할 수 없음
D5.6	중요한 직장/학교 과제 잘 하기	없음	약간	중간	심한	극심한 또는 할 수 없음
D5.7	해야 할 모든 직장/학교 일 끝내기	없음	약간	중간	심한	극심한 또는 할 수 없음
D5.8	제시간에 직장/학교 일 끝내기	없음	약간	중간	심한	극심한 또는 할 수 없음

사회 참여						
		0점	1점	2점	3점	4점
D6.1	누구나 할 수 있는 방식으로 지역사회 활동(예: 축제, 종교 또는 기타활동)에 참여하는데 얼마나 많은 문제가 있었습니까?	없음	약간	중간	심한	극심한 또는 할 수 없음
D6.2	주변의 장해나 방해 때문에 얼마나 많은 문제가 있었습니까?	없음	약간	중간	심한	극심한 또는 할 수 없음
D6.3	다른 사람의 태도와 행동 때문에 자존감을 가지고 생활하는데 얼마나 많은 문제가 있었습니까?	없음	약간	중간	심한	극심한 또는 할 수 없음
D6.4	건강상태 또는 그 후유증으로 얼마나 많은 시간을 소비하였습니까?	없음	약간	중간	심한	극심한 또는 할 수 없음
D6.5	건강상태가 본인의 정서에 얼마나 많은 영향을 미쳤습니까?	없음	약간	중간	심한	극심한 또는 할 수 없음

D6.6	건강문제로 인해 본인 또는 가족이 경제적으로 얼마나 많은 지출을 하였습니까?	없음	약간	중간	심한	극심한 또는 할 수 없음
D6.7	본인의 건강문제로 인해 가족에게 얼마나 많은 문제가 있었습니까?	없음	약간	중간	심한	극심한 또는 할 수 없음
D6.8	스스로 휴식을 취하거나 즐기는데 얼마나 문제가 있었습니까?	없음	약간	중간	심한	극심한 또는 할 수 없음

질문		
H1	지난 30일 동안, 전반적으로 이러한 어려움을 겪는 날이 며칠입니까?	일 수를 기입하십시오 ________일
H2	지난 30일 동안, 본인의 건강상태로 인해 평소 활동이나 일을 전혀 하지 못한 날은 며칠입니까?	일 수를 기입하십시오 ________일
H3	지난 30일 동안, 활동이나 일을 전혀 하지 못했던 날은 제외하고, 건강상태로 인해 일상생활이나 일을 줄여야 했던 날은 며칠입니까?	일 수를 기입하십시오 ________일

1. 강수진, 최성혜, 이병화, 권재철, 나덕렬, 한설희 등. 한국판 Instrumental Activities of Daily Living의 타당도와 신뢰도. 대한신경과학회지 2002;20:8-14.
2. 건강보험심사평가원.(2017). 한국형 재활환자 분류체계의 개발과 활용. 정책동향 11(5). www.hira.or.kr
3. 구형모, 김지혜, 권의정, 김성환, 이형석, 고혜정 등. 일상활동평가-복합(Seoul-Instrumental Activities of Daily Living; S-IADL)의 신뢰도 및 타당도 연구. 대한신경정신의학회지 2004, 43(2):189-197.
4. 국제 기능 · 장애 · 건강 분류.(2016). 보건복지부, 사회보장정보원
5. 보건복지부.(2018). 장애등급판정기준 보건복지부 고시 제2018-151호.www.law.go.kr
6. 이근호, 구경협, 신선희, 안아라, 손미남, 조은희, 김연희. (2012). 한글판 수정바델지수 체크리스트의 평가자간 신뢰도 연구. 대한작업치료학회 제19권 제4호
7. 최유임, 김원호, 박은영, 김은주.(2012). 한국판 수정바델지수(K-MBI)의 타당도, 신뢰도, 문항변별도 검증: 뇌졸중 환자를 대상으로. 한국산학기술학회논문지(한국산학기술학회) 13권 9호
8. 한글판 수정바델지수(K-MBI) 활용 지침서. (2007) : 대한뇌신경재활연구회
9. Anderson K, Aito S, Atkins M, Otr L, Biering-sørensen F, Charlifue S, Curt A, Ditunno J, Glass C, Marino R, Marshall R, Mulcahey MJ, Post M, Savic G. Functional Recovery Measures for Spinal Cord Injury : An Evidence-Based Review for Clinical Practice and Research. J Spinal Cord Med. 2007;31(2):133-44.
10. Catz A, Itzkovich M, Steinberg F, Philo O, Ring H, Ronen J, Spasser R, Gepstein R, Tamir A, St A, Box PO. Disability Assessment by a Single Rater or a Team: A Comparative Study with the Catz-Itzkovich Spinal Cord Independence Measure. J Rehabil Med. 2002;35(4):226-30.
11. Catz A, Itzkovich M. Spinal Cord Independence Measure: Comprehensive ability rating scale for the spinal cord lesion patient. J Rehabil Res Dev. 2007;44(1):65-8.
12. Fekete C, Eriks-Hoogland I, Baumberger M, Catz A, Itzkovich M, Lüthi H, Post MWM, von Elm E, Wyss A, Brinkhof MWG. Development and validation of a self-report version of the Spinal Cord Independence Measure (SCIM III). Spinal Cord. 2013

Jan;51(1):40−7.

13. Hae−Jung Lee, Da−Jeong Kim. Cultural Adaptation and Reliability Testing of Korean Version of the World Health Organization Disability Assessment Schedule 2.0 : 12−item versions. J Korean Soc Phys Med, 2011; 6(4):475−488
14. Hocking, C., Williams, M., Broad, J., & Baskett, J. (1999). Sensitivity of Shah, Vanclay and Cooper's modified Barthel index. Clinical rehabilitation, 13(2), 141−147. doi.org/10.1191/026921599668105029
15. International Classification of Functioning, Disability and Health. WHO (2001) http://apps.who.int/classifications/icfbrowser/
16. Itzkovich M, Gelernter I, Biering−Sorensen F, Weeks C, Laramee MT, Craven BC, Tonack M, Hitzig SL, Glaser E, Zeilig G, Aito S, Scivoletto G, Mecci M, Chadwick RJ, El Masry WS, Osman A, Glass C a, Silva P, Soni BM, Gardner BP, Savic G, Bergström EM, Bluvshtein V, Ronen J, Catz A. The Spinal Cord Independence Measure (SCIM) version III: reliability and validity in a multi−center international study. Disabil Rehabil. 2007 Dec 30;29(24):1926−33.
17. Jung, H. Y., Park, B. K., Shin, H. S., Kang, Y. K., Pyun, S. B., Paik, N. J., Kim, S. H., Kim, T. H., & Han, T. R. (2007). Development of the Korean version of Modified Barthel Index (K−MBI): multi−center study for subjects with stroke. Journal of Korean Academy of Rehabilitation Medicine, 31(3), 283−297.
18. Ju−Min Song, Hae−Jung Lee. Korean Cultural Adaptation of WHODAS 2.0 (36−Item Version): Reliability and Linking to ICF. The Journal of Korean Physical Therapy, 2018; 30(6) 6;253−263
19. Mahoney, F. I., Barthel, D. W. (1965). Functional evaluation: The Barthel Index. Maryland State Medical Journal, 14, 61−65.
20. Miller W, Chan C. Spinal Cord Independence Measure (SCIM) [Internet]. SCIRE. 2013 [cited 2014 Jul 24]. Available from: www.scireproject.com/outcome−measures−new/spinal−cord−independence−measure−scim
21. Park, S. Y., & Yoo, E. Y. (2002). The use of occupational therapy assessment tool by Korean occupational therapist. J Korean Acad Occup Ther, 10, 99−108.
22. Quinn, T. J., Langhorne, P., & Stott, D. J. (2011). Barthel index for stroke trials: development, properties, and application.

Stroke, 42(4), 1146–1151.

23. Shah, S., Vanclay, F., & Cooper, B. (1989). Improving the sensitivity of the Barthel Index for stroke rehabilitation. Journal of clinical epidemiology, 42(8), 703–709. doi.org/10.1016/0895-4356(89)90065-6

저자 소개

송영진 서울아산병원 재활의학과 작업치료실

최민경 파크사이드 재활의학병원 작업치료실

김종성 명지춘혜병원 작업치료실

김홍규 국립재활원 물리작업치료과 작업치료실

활동분석과 프로세스 맵핑을 통한

일상생활 평가 가이드북(MBI/SCIM/IADL)

제1판 인쇄 2019년 4월 1일
제1판 발행 2019년 4월 5일

저 자 | 송영진 · 최민경 · 김종성 · 김홍규
발 행 처 | 계축문화사
발 행 인 | 주영일
주 소 | 서울특별시 종로구 통일로12길 16-17 (03029)
전 화 | 735-2257 · 738-9746 팩 스 | 723-9025
이 메 일 | gyechuk@hanmail.net 홈페이지 | http://gyechuk.co.kr
등록번호 | 제300-1973-8호

I S B N | 978-89-5629-553-4 93510
가 격 | 13,000원